麻醉恢复室规范化护理工作手册

主　编　邓曼丽　何　丽
副主编　韩燕敏　张伟丽　路桂军

科学出版社
北　京

内 容 简 介

编者参考国外麻醉恢复室的发展动态，结合解放军总医院麻醉恢复室多年的临床护理经验，系统介绍了麻醉恢复室的基本工作制度和流程、常用专科技术操作和考核标准、麻醉恢复期各专科患者护理常规和常见并发症护理、麻醉恢复室感染控制、优质护理措施，以及护理人员规范化培训等内容，并附以相关护理表格。本书较全面地规范了我国麻醉恢复室护理工作，内容实用、可操作性强。可供各级医疗机构麻醉恢复室护理人员参考阅读。

图书在版编目(CIP)数据

麻醉恢复室规范化护理工作手册 / 邓曼丽，何丽主编. —北京：科学出版社，2017.3

ISBN 978-7-03-052219-1

Ⅰ. 麻… Ⅱ. ①邓… ②何… Ⅲ. 麻醉–护理学–手册 Ⅳ. R473.6-62

中国版本图书馆 CIP 数据核字(2017)第 049290 号

责任编辑：杨卫华 / 责任校对：杨 然
责任印制：李 彤 / 封面设计：龙 岩

科学出版社 出版
北京东黄城根北街 16 号
邮政编码：100717
http://www.sciencep.com
北京科印技术咨询服务有限公司数码印刷分部印刷
科学出版社发行 各地新华书店经销
*
2017 年 3 月第 一 版 开本：787×960 1/32
2025 年 7 月第七次印刷 印张：6
字数：128 000
定价：32.00 元
（如有印装质量问题，我社负责调换）

《麻醉恢复室规范化护理工作手册》编写人员

主　编　邓曼丽　何　丽

副主编　韩燕敏　张伟丽　路桂军

主　审　周玉虹　皮红英

编　委　（以姓氏笔画为序）

王　敏　邓曼丽　包　瑞　李　静

迟梦琳　张伟丽　陈文珂　赵　燕

常丹丹　宿文清　韩燕敏　路桂军

路晓霞

目　　录

第一章　麻醉恢复室规章制度

第一节　麻醉恢复室管理制度

1. 麻醉恢复室护理人员在中心主任、总护士长的领导下，由麻醉恢复室护士长负责全面护理管理，其他医护人员应积极协助。

2. 麻醉恢复室工作区域应划分明确、流程清晰。恢复室内环境保持清洁、整齐、安静，不得大声喧哗、嬉戏打闹。

3. 麻醉恢复室各类物品摆放整齐规范，定位放置、标识明确，未经护士长同意不得随意搬动或私自增减。各种仪器、设备管理规范（三证齐全），设专门使用、维修、保养登记本。

4. 确保麻醉恢复室环境安全，严禁携带易燃、易爆等危险品及各种动物入内。设一名安全督导宣传员，所有护理人员必须经消防安全知识培训，掌握灭火器和消防栓的放置位置及使用方法，熟悉紧急疏散路线。

5. 进入麻醉恢复室的各类人员，须遵守麻醉手术中心各项规章制度，服从手术室管理，按规定着装，头发不得外露于手术帽外，口鼻不得外露于口罩外。参观麻醉恢复室者须与麻醉恢复室护士长提前取得联系，未经允许不得私自带人参观。工作期间外出，必须按规定着外出衣、穿外出鞋。

6. 上班时间工作人员原则上不会客，不得随意把亲友、小孩带入病区，不准在手术区聊天、打闹、嬉戏、打私人电话、干私活、吃东西、看非医学书报杂志等。

7. 麻醉恢复室需配备相关附属间存放药品、耗材与仪器设备，未经允许不得更改基数及存放位置。

8. 严格按照相关法律法规做好麻醉药品、精神药品的安全管理。按要求做好麻醉耗材出入库使用登记。

9. 存放药品冰箱不得存放医护人员私人物品和食品。

10. 麻醉恢复室要定期征求患者、医生的意见；根据医生、患者反映情况及时做好质量改进，督促本区医护人员自觉遵守医院规章制度。

第二节　麻醉恢复室护理值班、交接班制度

麻醉恢复室值班制度

1. 单独值班护士应为注册护士，并且已通过麻醉恢复室特殊岗位资质准入。新护士和进修护士须经过麻醉恢复室为期6个月的专科培训、临床带教、考核合格后，由护士长报护理部申请特殊岗位资质准入，待审核合格后方可单独值班。未取得执业证书的护士不得单独值班。

2. 值班人员必须坚守岗位，履行职责，确保诊疗、护理工作不间断，认真填写值班记录，夜间和节假日均安排值班听班人员。

3. 值班人员按工作程序要求补充麻醉恢复室值班物品，确保值班物品齐全备用。

4. 值班人员应当按时完成各项治疗护理工作，认真执行查对制度，防止差错、事故，并指导实习护士、进修护士和卫生员的工作，落实病区管理责任。

5. 听班人员就近休息，不得外出，应当与值班人员保持有效联系，工作需要应及时到位。

6. 值班期间如遇特殊情况应及时向护士长和值班医生报告。

入恢复室交接班制度

1. 手术后患者由麻醉医生、手术医生、巡回护士共同送入麻醉恢复室，麻醉恢复室护士应立即为患者建立有效的生命体征监测。

2. 麻醉医生与恢复室护士交班，详细交代患者既往史、现病史、麻醉方法、手术名称、术中特殊用药、麻醉手术过程中出现的问题及处理、预计苏醒时间及麻醉恢复期可能出现的问题等。

3. 巡回护士与麻醉恢复室护士在患者床旁交接：患者静脉输液通路及正在输入的液体、患者手术名称、引流管位置及标识、引流液性质及引流量、患者皮肤、病历及影像资料、血液制品、患者衣物、特殊物品等。

4. 巡回护士与恢复室护士在电脑旁进行电子交接班，共同填写电子版“手术患者交接记录单”并添加审核。

5. 接班后仔细填写“麻醉恢复室护理记录单”。

术后交接班制度

1. 患者苏醒后生命体征平稳，经麻醉医生评估，完成出室准备，通知家属回病房。

2. 运送途中注意患者保暖及安全固定。

3. 麻醉医生、手术医生和恢复室护士共同护送患者，途中严密观察患者生命体征。

4. 运送患者途中必须携带简易呼吸器与面罩，确保运送途中患者的安全，并随身携带病房门禁卡。

5. 恢复室护士与病房护士在患者床旁交接：患者静脉输液通路及正在输入的液体、患者手术名称、引流管位置及标识、引流液性质及引流量、患者皮肤、病历及影像资料、血液制品、患者衣物、特殊物品等。

6. 在电脑旁与病房接班护士依照“手术患者交接记

录单”逐项认真填写，并签字。

第三节 麻醉恢复室抢救工作制度

抢救工作迅速、及时、有效，是医疗护理工作中一项很重要的任务。必须加强抢救工作的科学管理，认真执行规章制度，为患者赢得抢救时机。

1. 由护士长或组长担任抢救的组织工作。

2. 参加抢救人员必须全力以赴，明确分工，以便抢救工作有条不紊。

3. 参加抢救人员必须听从指挥，坚守岗位，严格执行各项规章制度，密切配合麻醉医师和手术医师做好各项处置，并认真记录抢救记录单。

4. 抢救中所用药品的空安瓿均应保留，抢救完毕经两人核对后方可弃去。

5. 抢救完毕，除做好抢救记录、登记和终末处理外，还需做好抢救记录总结。

6. 抢救物品必须每日检查并登记。合格率应为100%。应备有常见抢救预案，各级人员应熟练掌握抢救流程。

7. 接到麻醉恢复室以外抢救通知，参加抢救人员应在指定时间内准备好抢救物品。

第四节 麻醉科药品管理制度

1. 麻醉科应根据医疗需要储备适量的药品。品种、数量与药局共同商定。

2. 一般常备药品由药品管理护士在网上填写请领单，将打印的请领单一式两份由护士长审核签字后，一份交予临床药局；另一份由药品管理护士保管，每月月底统一汇总。

3. 麻醉科各手术间使用麻醉车存放常用麻醉药品，药品种类、数量一致，标识明确，摆放整齐，每日由恢复室下午班护士负责核对补充麻醉车内药品。

4. 药品管理护士每月查对麻醉科所有药品的数量、失效期。整理药车内药品、及时向全体人员通报药品信息，如同种药品剂型变化、某种药品临近失效期等。对药品用量不符合手术量的应及时分析、调查原因。

5. 麻醉恢复室使用药品必须根据医嘱，严格执行查对制度，发现药品变色、发霉、浑浊、过期或标识不清等不得使用。遇有抢救、特殊情况，需临时请领药品，应立即通知护士长，并联系药局，及时请领，保证麻醉药品的使用。

6. 麻醉恢复室药品柜内各种药品应分类明确，标识清楚，摆放整齐。药品存放处应当保持清洁卫生，室温控制在 25℃以内；特殊药品应当按规定要求保存与使用，需低温保存的药品放入各恢复室冰柜保存。

7. 各麻醉车内高危药品分类放置，标识明确。

8. 特购药物由护士长向药材处书面申请，科主任审鉴签字。

9. 药品种类、基数有变更时，药品管理护士按科室需求及时调整药品基数、标识，并通知相关人员。

10. 药品柜钥匙由每日主责护士随身携带，妥善保管。

附 1：麻醉药品和精神药品管理制度

1. 严格“五专”管理

麻醉手术中心由麻醉恢复室护士专门负责麻醉药品和精神药品日常管理；使用专用保管库房、专用密码保险柜、专用密码保险药箱存放药品；使用统一印制的专

2. 在护理记录单中详细记录输血种类、血型及剂量。

3. 及时输入：全血与红细胞离开血库冰箱后应 30 分钟内开始输注，4 小时内输完。

4. 输入冷藏血液时，不需要加温，仅需输入前轻晃血袋 4～5 次，使血浆与血细胞混匀即可。

5. 输血前要先用生理盐水冲洗管路，输血必须使用输血器，一袋血使用一个输血器，两袋血之间要用生理盐水冲洗管路。

6. 输血中严格执行无菌操作，根据医嘱调节滴速。

7. 输血中严密观察患者，出现输血反应（如发抖、寒战、荨麻疹等）及时报告医生，停止输血，并留取血标本。

8. 未输入的血液，带回病房，与病房护士交班，并双方签字确认。

9. 输血完毕的血袋保留 24 小时，送病人回病房时血袋随病人带回病房，认真交接，以便查对。

10. 血液输入情况要与病房护士进行当面交接并双方签字。

第七节　麻醉恢复室仪器设备管理制度

1. 麻醉恢复室仪器设备按医院管理要求制定管理制度，由麻醉科仪器总管统一负责，恢复室仪器设备管理护士协助日常管理和记录。所有仪器设备须贴有院方三码：财务处合格证（检定日期、有效日期），器械处编码，医学工程中心设备编码。

2. 麻醉恢复室设立一名仪器设备管理护士专职负责，定期检查各个设备使用性能，保持性能良好，处于备用状态。如有损坏及时向护士长及仪器总管汇报，并联系医学工程中心，对仪器设备进行维修保养。

3. 麻醉恢复室设立仪器设备使用登记本、校验记录本。仪器设备使用后，将使用情况、时间、使用人员及维修情况等记录在登记本上。

4. 使用仪器设备人员必须熟悉仪器性能、使用原理、操作步骤、清洁、消毒灭菌和保养方法，严格遵守操作规程，用后及时清洁处理，归还原处。

5. 在使用过程中凡因不负责任或违反操作规程而损害仪器设备的，应根据医院赔偿制度进行赔偿处理。

6. 保养维护：①一级保养：所用设备每天使用后保证清洁、签名、登记；②二级保养：医学工程中心工程师对设备定期进行设备内部清洁和技术参数校对，包括内部除尘、机械性能校验等。

7. 任何仪器设备未经允许不得拿出科室，经批准借出物品，必须有手续，经手人要签字；重要物品须经主任同意方可借出。

8. 抢救仪器设备不能外借。

第八节　麻醉恢复室感染控制制度

1. 麻醉恢复室常规感控制度

（1）进入麻醉恢复室必须按规定着装，换手术衣、长袖衣，更鞋，戴一次性帽子、口罩，着装整齐。

（2）麻醉恢复室环境清洁干净，保持室温 22～26℃，相对湿度 60%。

（3）地面每日用湿式消毒墩布擦拭，通风板每周由保洁人员彻底冲洗。

（4）感控员定期对恢复室做空气质量监测，检验结果由手术室统一保存。

（5）每日早班卫生员用 75%乙醇擦拭仪器设备表面。

2. 再生医疗器械处理规范

（1）呼吸机管路一人一换；内部由医学工程中心定期进行检测消毒。

（2）吸氧管一人一换。

（3）氧气湿化瓶一人一换。

（4）吸痰管一次一换。

（5）负压吸引装置每人更换。

（6）各类面罩、通气道一人一换。

（7）简易呼吸器用后消毒并避污保存。

（8）血压计袖带每日酒精擦拭，每周肥皂水清洗晾干。

（9）丁卡因喷雾器接头避污保存。

（10）氧气袋接头避污保存。

（11）病人引流管、尿管有标识和记录。

（12）喉镜片一人一换。

（13）麻醉科无菌包有效期每日由主责护士检查，护士长每周五检查。

（14）医用冰箱清洁整齐，物品分类放置。

（15）垃圾分类放置，医疗垃圾规范处理。

3. 感染监测登记本齐全。

4. 感染监测护士每周重点工作落实。

第九节　麻醉恢复室安全转运制度

1. 转出患者前由麻醉医生及责任护士全面评估患者病情，做好转运前各项准备，确保转运途中患者安全。

2. 电话通知家属等候区，将患者转出信息告知家属。

3. 恢复室护士完成患者各项护理记录，做好预见性护理评估，并由麻醉医生评估并在恢复室记录单上签字，方可遵医嘱转运患者。

4. 出恢复室前检查病人皮肤、各类管道，给病人整理衣服、盖好被子，避免病人的手、脚露在床外，以免不慎发生碰伤。

5. 转运途中注意保护好各种管道、敷料等，密切观察病情（如呼吸、面色等）。如患者出现异常情况，或有呼吸抑制征兆，应立即抢救。

6. 危重患者根据病情需要携带氧气袋、简易呼吸器、面罩和便携式血氧饱和度仪及其他必需药品和物品（图 1-1）。

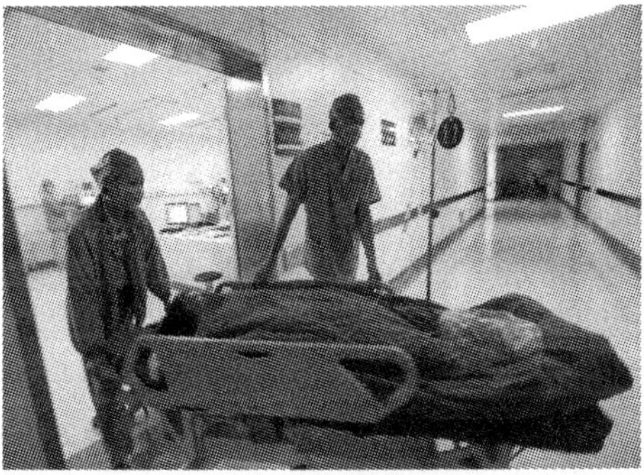

图 1-1　患者安全转运

7. 运送患者护士应与科室交接人员确认患者身份，协助完成交接。

8. 患者运送至病房后与病房护士严格交接班，包括患者病情、输液管路、引流管路、影像资料、特殊物品等。交接无误后，在护理交接单上签名。

第十节　麻醉恢复室身份查对制度

1. 病人入恢复室时

（1）恢复室护士与巡回护士在病人床旁，持病历核对病人病区、姓名、手术名称及腕带，并在手术通知单上核对“打勾”。

（2）巡回护士填写手术患者交班单并签名，恢复室护士核对麻醉记录单、护理交班单及病历首页上的姓名、住院号、ID 号，并签名。

（3）确认无误后，再填写恢复室护理记录单。

2. 操作前

恢复室护士呼叫查对病人姓名，并做操作前解释。

3. 出恢复室时

恢复室护士再次呼叫核对病人姓名。

4. 与病房护士交班

恢复室护士与病房护士在病人床旁，持病历核对病人病区、姓名、手术名称、患者特殊物品，无误后在手术患者交班单签名。

第二章　麻醉恢复室工作职责及程序

第一节　护理人员工作职责

一、护士长工作职责

1. 在护理部指导，麻醉手术中心主任、总护士长领导下工作，全面负责麻醉恢复室护理管理工作。

2. 根据护理部、外科临床部及麻醉手术中心工作安排，科学地制订麻醉恢复室护理工作制度及各项工作计划，合理调配护理人员，确保各项任务落实完成。

3. 负责麻醉恢复室护理质量控制，督促各级护理人员严格遵守各项规章制度及技术操作常规，严防差错事故。

4. 负责麻醉恢复室术后病人的护理安全，合理排班，加强护理安全教育，开展麻醉恢复室优质护理工作，为病人做到人性化护理，使病人安全度过麻醉恢复期；组织好恢复室病人抢救工作。

5. 负责麻醉手术中心毒麻药品的安全管理工作，检查督促麻醉手术中心人员严格落实毒麻药管理各项规章制度，每日跟班检查，发现问题及时上报，消除安全隐患。

6. 负责科室常规药品的管理，负责恢复室各类仪器、设备的管理工作。

7. 制定麻醉恢复室教学计划，按照护理部的要求，做好各级护理人员的教学培训及业务学习工作。

8. 制定麻醉恢复室年度科研计划，督促各级护理人员完成科研任务。

9. 负责科室麻醉收费工作。

10. 负责麻醉恢复室感染控制工作；督促管理麻醉科卫生员。

恢复室护士长每日工作重点

1. 7：30 参加晨会、交班。

2. 8：20 跟班检查。

（1）麻醉耗材、药品发放登记。

（2）毒麻药发放。

（3）恢复室仪器、物品准备。

3. 9：00 护理文书检查　包括：麻醉恢复室护理交班本、毒麻药发放登记本、毒麻药清点登记本、急救车检查登记本、特殊物品登记本、仪器设备使用情况登记本。

4. 10：00～18：00　协助临床工作、参加各种会议。

5. 17：30 质量检查。

（1）麻醉恢复室内患者护理质量。

（2）恢复室设备仪器干净整洁，完好备用。

（3）特殊物品清点回收。

（5）交代值班人员特殊事宜。

6. 18：00　无特殊情况下班。

恢复室护士长每周重点工作

周一：跟班检查外科楼二层恢复室 7—3 班工作；检查卫生员工作，检查 1 个区手术间麻醉药品耗材及感控管理。

周二：传达护理工作会议内容；跟班检查外科楼三层恢复室 7—3 班工作。检查毒麻药储备情况。

周三：检查药品柜储备情况，请领药品，跟班检查外科楼二层恢复室 12—20 班工作。完成下周护士排班。

周四：跟班检查外科楼三层恢复室 12—20 班工作。

周五：检查 3 个恢复室急救车（每月底签字），跟班检查医疗楼恢复室 7—3 班工作，下午参加院周会；总结一周工作，制定下周工作计划。

恢复室护士长每月重点工作

1. 每月的第一周检查各麻醉库房耗材储备及有效期，填写审核电子版学分系统和质控系统。

2. 每月的第四周的周五组织召开恢复室会议，护理质量分析、安全隐患讨论。

3. 每月的最后一周清点各恢复室急救车、毒麻药，请领耗材，组织恢复室岗位练兵、专科技术操作、继续教育例会。

二、恢复室组长工作职责

1. 在麻醉恢复室护士长领导下工作，负责所属麻醉恢复室临床护理工作。

2. 根据护士长工作安排，每日督促检查本组各项临床护理质量；重点检查毒麻药品、急救车、监护病人护理措施落实、感染控制等工作，并做好各项登记；及时发现护理隐患并汇报护士长，与护士长分析问题并提出整改措施。

3. 在护士长指导下，合理调配本组护理人员分管术后病人，确保监护病人护理措施落实到位。

4. 熟练掌握恢复室专科护理理论及操作，以身作则，带领本组人员确保护理安全，严防差错事故，抢救病人及时汇报。

5. 按照麻醉恢复室教学计划，不断学习并提高自身教学水平，做好恢复室继续教育及新护士的带教工作。

6. 负责所属麻醉恢复室各类仪器、设备的管理工作，有问题及时通知仪器管理员。

7. 按照恢复室后备管理人才培训计划，由护士长带教，不断提高自身管理水平。

8. 积极撰写护理论文，按照各级护理人员要求完成科研任务。

恢复室组长每日重点工作

1. 8：00 协助早班物品发放、麻醉前准备，贵重物品发放登记。

2. 9：00 核对清点毒麻药，检查恢复室各项物品、仪器准备齐全，检查无菌敷料柜内无菌物品有效期。

3. 10：00～18：00 监护麻醉后患者，合理分配本组护士工作。

4. 18：00 检查毒麻药使用登记，毒麻药盒回收，检查特殊物品回收；与晚班护士交班，交代注意事项。

恢复室责任组长每周重点工作

周一：检查恢复室及物品发放间护理质量；检查急救车内各项物品、药品并签名，二层、医疗楼整理急诊插管箱，三层、医疗楼组长填写电子领药单。

周二：参加中心大交班及恢复室交班；检查并协助领毒麻药。

周三：检查并协助请领一周药品，整理药柜。

周四：整理恢复室办公用品，各文件夹、记录本。

周五：8：30 检查手术间毒麻药品使用及记录情况；检查手术间麻醉车药品及麻醉物品基数及规范放置；督促卫生员卫生整顿。

三、恢复室主责护士工作职责

1. 在麻醉科主任及麻醉恢复室护士长的领导下、责任组长带领下进行工作。

2. 承担全身麻醉及部分神经阻滞麻醉病人的恢复工作。严格执行科室规章制度和各项护理常规，使病人安全度过麻醉恢复期。

3. 负责麻醉科毒麻药品、常规药品的请领及保管，严格遵守毒麻药管理各项制度，严格落实双人双锁，每日清点。

4. 熟练掌握恢复室各项仪器、设备的操作方法和使用性能。每日检查急救车物品、监护仪、呼吸机，使之保持完好备用状态。

5. 认真填写恢复室护理记录单，妥善保管。

6. 认真填写护理学分本，严格按学分本的要求完成各级护士工作职责。参加护理部统一考试。

7. 管理麻醉科卫生员，定期检查和督促卫生员工作。

8. 按职称及护理教师资质承担教学工作。

9. 积极参加业务学习，按要求完成各级人员护理小结及论文。

10. 环境管理做到整洁、安静、有序，室内布局合理，物品陈设规范。

四、夜班护士工作职责

1. 在麻醉科护士长的领导下工作，负责夜间手术结束后麻醉物品核对回收及麻醉收费单的核对计价。根据临床需要协助临床护理工作。

2. 夜班护士应与3个恢复室临床护理班人员仔细交接班，如未归还的毒麻药盒、未结束的手术间、未归还的特殊物品等。

3. 认真核对手术结束后归还物品及麻醉收费单记录情况是否一致。

4. 负责将当日短小手术计价收费。

5. 认真核对各手术间次日已准备的麻醉物品。

6. 回收并补充剩余毒麻药盒。

7. 仔细填写护理交班本。

五、药品管理护士工作职责

1. 协助护士长管理全科药品。

2. 每月定期检查外科楼、医疗楼、西院麻醉科及所有外出麻醉点麻醉车药品基数、有效期、标签，摆放无误。

3. 检查药柜及药品车内其他存放药。

4. 根据临床药品使用情况，与护士长协商增加或减少麻醉车内药品基数。

5. 近效期（3 个月）药品做好标识，尽快使用，1 个月内药品取出。

6. 定期补充更换麻醉药品标签。

六、物品管理员工作职责

1. 在护士长领导下，管理科室耗材；做到保障供应，出入库相符，账目清楚；特殊耗材汇报护士长请领。

2. 库房与发房间耗材按标识规范放置，按有效期先后顺序摆放，近效期先用，保持库房清洁整齐。

3. 严格外出点药品耗材核对，预防丢失和浪费。

4. 负责麻醉计价收费，避免漏费、错收。

5. 每周检查 1 个区库房及手术间所有耗材基数有效期，做到无过期、无堆积、无缺货。

6. 每月 28 日完成点库，与各组组长核对，完成请领单，上报护士长；核对上月物资出入库是否相符（打双钩）。每月 10 日前接收厂家及到器械库房请领耗材，2

人验货。

7. 保管物资请领单、每日发放单、收费单、每月汇总。

8. 严格执行科室物品管理制度，做好科室收费、医疗成本核算，发现问题及时汇报。

七、病区安全督导员职责

1. 病区安全督导宣传员由高年资护士及以上人员担任。

2. 定期对工作人员进行安全教育，增强护理人员安全意识。

3. 定期检查工作人员对防火、停水、停电、地震等应急处理流程和预案的掌握情况。

4. 协助护士长定期组织护理安全隐患分析，及时发现患者、住院环境、设施方面存在的安全隐患，制定安全防范措施。

5. 定期与患者、其他医护人员沟通，进行安全督导和教育。

6. 定期与军务、保安部门进行沟通，确保病区环境及患者安全。

八、办公室护士职责

1. 在护士长领导下进行工作。

2. 负责麻醉恢复室各项护理文件、资料、记录本及医疗表格的日常管理，目录清晰，摆放整齐，及时补充记录，不得丢失。

3. 熟悉麻醉恢复室各项护理文件、资料、记录本内容和填写要求，做到记录正确无误，查找快速准确。

4. 熟悉麻醉科各医疗文书和表格，定期请领，保证供应，根据上级指示及时进行调整和更改，确保文书和表格符合要求。

5. 定期接收护理部文件，协助护士长按时间截点完成各项护理材料上交。

6. 负责麻醉恢复室办公用品的请领。

7. 负责协助护士长接待参观学习人员，准备讲解材料。

8. 负责协助护士长审鉴护士学分手册。

9. 年底根据需要更换中心手术间毒麻药记录本，保管好旧账册。

10. 12 月协助护士长梳理所有文件资料，如有更改及时更新。

九、感染控制护士职责

管理工作职责

1. 在护士长的领导下，在感染管理科的指导下，负责本科室医院感染与传染的监测、预防与控制的具体实施。

2. 根据医院感染与传染管理规章制度和本科室疾病特点，参与制定本科室的医院感染与传染病监控管理措施。

3. 协助上级人员对医院感染病例及感染环节进行监测，采取消毒、隔离、防护等有效措施，降低本科室医院感染现患率；发现有医院感染病流行、暴发趋势时，及时报告上级人员和感染管理科，并积极协助调查和处理。

4. 协助本科室感染管理医生按有关要求填写医院感染管理病例和法定传染病报告卡，并按要求登记、报送。

5. 有权利和义务向上级人员报告本病区存在的各种感染预防和控制问题，杜绝隐瞒、虚报现象的发生。

6. 积极参加院、部组织的医院感染管理业务培训和院外的感染管理学术活动，并根据本科室工作计划协助上级人员组织本科室人员参加医院感染控制专业知识的培训。

专业工作职责

1. 监督本科室人员严格执行标准预防、无菌技术操作、消毒隔离制度。

2. 了解医院感染诊断标准：协助医生按检验科要求对疑似或确诊医院感染病例留取标本，及时送病原学检查和药敏实验。

3. 掌握医院常用消毒剂的使用方法，掌握本科室消毒、隔离方法，并组织实施。对保洁医疗废物处理等工作提供专业性指导，督促相关人员做好工作记录。

4. 掌握消毒剂浓度、环境卫生学监测方法，并协助微生物科、感染管理科、医工中心计量室开展监测工作。

5. 掌握标准预防的原则和方法，指导监督本科室工作人员做好标准预防工作。

十、卫生员工作职责及管理规定

工作职责

1. 在护士长及物品管理员管理下进行工作。

2. 在护士长及感染护士指导下负责科室麻醉物品、仪器设备的消毒。

3. 负责各手术间麻醉车物品消毒、麻醉耗材的补充。

4. 负责协助护士长和物品管理员请领科室物资，整理库房。

5. 负责科室办公文件、资料及其余公务的外送工作。

6. 每月召开卫生员会 1～2 次，分析本月工作质量，安排下一步工作。

管理规定

1. 每周工作 6 天，按时上下班，不准迟到早退。

2. 服从科室管理，尊敬科室领导及同事，文明礼貌待人，有事立即汇报。

3. 为人诚实，工作勤快，积极主动。

4. 工作时间离开手术室需向护士长或组长汇报，病假事假需护士长批准，休假提前向护士长请示。

5. 按工作程序和规定时间工作，必须完成本班全部工作方可下班；不得将本班工作留给下一班。

6. 护士长及物品管理员每周检查卫生员工作。

7. 小长假值班逢周六、日，工作程序同周六、日。

8. 遵守手术管理规定，进手术间戴口罩，离开手术室换外出衣和鞋。

第二节　护理人员工作程序

一、7—3 班护士工作程序

工作重点：发放麻醉物品，补充恢复室日常用品，清点毒麻药，检查各仪器设备处于备用状态，护理手术后恢复期病人。

7：00～10：00

1. 协助医生麻醉准备工作，发放麻醉物品。

2. 与恢复室医生共同发放手术间毒麻药保险药盒，清点毒麻药。

3. 清点并补充值班麻醉车、值班物品间物品、药品。

4. 检查恢复室仪器设备，常规物品使之处于备用状态。

5. 检查急救车并签字。

6. 整理补充物品发放间，检查无菌物品柜。

10：00～15：00　在责任组长的带领下，监护麻醉后恢复期的病人。

二、8—6 班护士工作程序

8：00　协助早班物品发放、麻醉前准备。

9：00　核对清点毒麻药，检查恢复室各项物品、仪器准备齐全，检查无菌敷料柜；检查各手术间毒麻药管理及使用，物品规范化放置，麻醉壁柜耗材有效期。

11:00～18:00　监护病人，合理分配本组护士工作。

18：00　检查毒麻药使用登记，检查特殊物品回收；与晚班护士交班，交代注意事项。

三、10—18 班护士工作程序

辅助班，在责任组长指导下协助监护麻醉恢复期病人。

四、12—20 班护士工作程序

工作重点：护理恢复期患者，回收毒麻药，补充手术间麻醉车药品，清点回收特殊物品。

12：00　接班，检查急救车并签字，与 7—3 班护士交接患者病情及恢复室特殊事物。

12：00～18：00　在责任组长的带领下监护麻醉后恢复期病人。

18:00～19:30　核对并补充各个手术间麻醉车药品。

19：30～20：00　清点回收恢复室特殊物品，记录恢复室护理交班本。

20：00　与夜班交接剩余手术间、剩余麻醉药盒及特殊物品等。

五、夜班护士工作程序

工作时间：每周一至周五，19：00～次日 7：00。

19：00～次日 1：00 值班，1：00～7：00 听班（夜班房）。

工作程序：

19：00　上班，协助恢复室临床护理工作。

19：50　与物品管理班护士交接班，包括特殊物品发放回收，收费相关问题。

20：00　与 3 个恢复室晚班护士交班，交接未结束手术间毒麻药盒及耗材设备回收、恢复室护理交班本并签名。

20：30　收齐当日麻醉收费单，并开始收当日短小手术费用。

22：00　回收全部毒麻药盒；按发放单核对医生次日准备物品，摆放管芯。

1：00　核对各恢复室物品，在清点本上登记签名；整理恢复室，关闭电源水源，仪器设备，处理剩余物品药品；检查毒麻药品间锁门，填写护理交班本并签名；进值班房休息，听班。

7：00　与早班护士交班。

7：30　参加科室早交班、晨课、病例讨论，下班。

六、物品管理班护士工作程序

7:00　发放高值耗材及特殊物品;外出麻醉车钥匙。

8：30　核对昨日急诊并收费；收昨日剩余中大手术费用；发放医生术中需补充耗材及药品，并做好记录，整理补充发放间次日所需物品。

12：00　2 人检查库房及手术间所有耗材基数及有

效期（每周 1 个区）；每月第一周内整理 4 个库房，后 3 周检查手术间。

14：00　巡视一日手术间，收一日手术费用；核对外出麻醉点物品并收费；协助麻醉医生准备次日外出麻醉所需物品。

16：00　与医生核对归还耗材及收费单是否一致，协助医生准备次日麻醉物品（确保一日手术不漏费）。

20：00　与夜班护士交班，下班。

七、卫生员工作程序

外科大楼 7—3 班

7：00～8：30　去供应区取消毒后吸痰罐；消毒 3 层手术间及恢复室物品（听诊器、喉镜柄、面罩、呼吸囊、血压计袖带、补充丁卡因、恢复室电话、手电筒、听诊器）。

8：30～9：00　配置 3 个恢复室柠檬水喷雾剂（6 瓶）整理无菌敷料柜，检查无菌包有效期；每周一更换 5 个纤支镜酶洗液，每个车放 1 盒小支润滑油。

9：00～10：00　回收昨日吸痰罐、大静脉包、动脉包（9：00 送，10：00 包无菌包）。

11：00～14：00　协助科室外送、领物资。

14：00～15：00　将大静脉包、动脉包、吸痰罐送到供应区，包无菌包。

15：00　跟 14—22 班交接班后下班。

外科大楼 10—18 班

10：00　接班，纤支镜消毒并登记。

12：00～15：00　协助 3 层恢复室临床工作。

15：00　准备耗材补充车，补充各手术间麻醉壁柜物品，回收手术间剩余吸痰罐、管芯，检查已结束手术间麻醉机电源、气源是否关闭，清理钠石灰冷凝水，消毒麻醉机、监护仪外表面，清洁各导线无污渍，回收喉镜片、吸痰罐送到供应区清洗、消毒。

18：00　跟晚班交班后，下班。

外科大楼 14—22 班

14：00　接班，纤支镜消毒并登记。

15：00　清洗出来后，包吸痰罐。

15：00～17：00　协助科室外送、领物资。

17：30　分发消毒后的无菌包。

18：00　继续补充各手术间麻醉壁柜物品，回收手术间剩余吸痰罐、管芯，检查麻醉机电源、气源是否关闭，倒钠石灰下面冷凝水，消毒麻醉机、监护仪外表面，清洁各导线无污渍，回收喉镜片、吸痰罐送到供应区。

21：00　清点和消毒管芯，等离子消毒硬支镜，分发 3 层管芯；包吸痰罐、大静脉包。

22：00　每周五检查麻醉车锁，清点汇报敷料包。

跟值班护士汇报后下班（要求恢复室内不留一个吸痰罐、喉镜片）。

医疗楼两头班

7：00　到 3 层取 2 层的耗材筐和管芯；消毒外科楼二层手术间及恢复室用物。

8：00～10：00　回医疗楼，包吸痰罐、大静脉包、喉镜片，整理无菌敷料柜。

10：00　下班。

15：00　回收并包吸痰罐、大静脉包、动脉包。

16：00　补充各手术间麻醉物品，回收手术间剩余吸痰罐、管芯。

17：00　检查麻醉机电源、气源是否关闭，倒钠石灰下面冷凝水，消毒麻醉机、监护仪外表面，清洁各导线无污渍，回收海绵钳、吸痰罐送到供应区，包无菌包。

19：00　清点和消毒管芯，一周两次，（环氧乙烷消毒）医疗楼纤支镜，硬支镜送外科楼消毒。

20：00　跟医疗楼晚班护士汇报后下班。

第三节　出入恢复室护理流程

一、患者恢复期护理工作流程

接班

病人入恢复室后，麻醉医生与恢复室主责护士详细交代病人病情，包括病人术前的病史和并存疾病，麻醉手术情况，用药和麻醉过程中治疗情况等；对有异常情况者如气管插管困难、休克、等待病理、有活动牙等应特别提出，主责护士将相应红色标识牌挂于患者床头设备带以便于识别特殊交班；巡回护士与恢复室护士交接病人皮肤、液体、引流、衣物、病历资料及其他特殊护理问题。

监测

入室后应立即给予病人呼吸机辅助呼吸或吸氧（测 SpO_2 确定呼吸方式：①$SpO_2 \leqslant 90\%$：立即使用呼吸机；②$SpO_2 \geqslant 92\%$：可考虑自主呼吸并吸氧，但要结合潮气量及呼吸频率；③$SpO_2 \geqslant 95\%$：自主呼吸并吸氧或不吸氧）。并同时监测和记录生命体征，如血压、心率、呼吸、血氧饱和度等，未使用呼吸机的病人必要时用潮气量表测呼吸频率、潮气量及分钟通气量。

填写护理记录单及评分

病人入室接好监护后按麻醉恢复室护理记录单格式填写病人入室时间、手术名称、麻醉方法、恢复期间病情变化及处理、输血输液量、尿量等，并记录生命体征，要求病情稳定患者每 15 分钟记录一次，危重患者至少 5 分钟记录一次生命体征。患者入室时采用 Aldrete 护理评分方法，评估病人入室评分并记录在护理记录单上。

拔除气管导管

掌握拔管指征：意识清醒，能实现指令性动作；自主呼吸恢复，呼吸频率、节律、潮气量、分钟通气量恢复至正常值；呼吸空气 5 分钟以上，能保持 SpO_2＞95%或达术前水平；循环稳定；咳嗽反射、吞咽反射恢复正常；肌力恢复，前臂抬离床面 10 秒以上，持续抬头 5 秒，握手有力。评估患者达拔管指征后遵医嘱拔除气管导管。

患者出室评估

1. 肌力：能活动四肢与抬头。
2. 呼吸：正常的呼吸与咳嗽。
3. 循环：循环稳定，与术前相比＜±20mmHg。
4. SpO_2：吸空气下＞92%。
5. 神志：神志清醒。

患者达以上标准或是恢复至术前水平方可出室。

观察及运送

拔管后至少观察 15 分钟，患者生命体征平稳，经麻醉医师评估并签字后，由麻醉医师及恢复室护士共同护送病人回病房，与病房护士交班。病情较重需长时间监护的病人送入 ICU 继续治疗。运送时必须携带简易呼吸囊及指式血氧饱和度仪，用于护送途中观察病情。

二、患者入恢复室交接班流程（图 2-1）

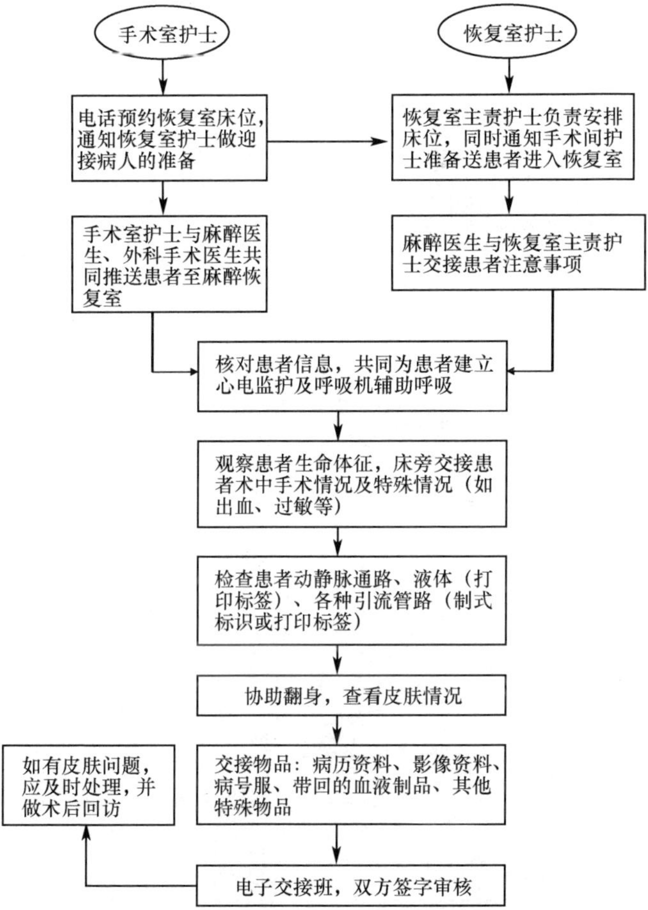

图 2-1　患者入恢复室交接班流程

三、术后患者返回病房交接班流程（图 2-2）

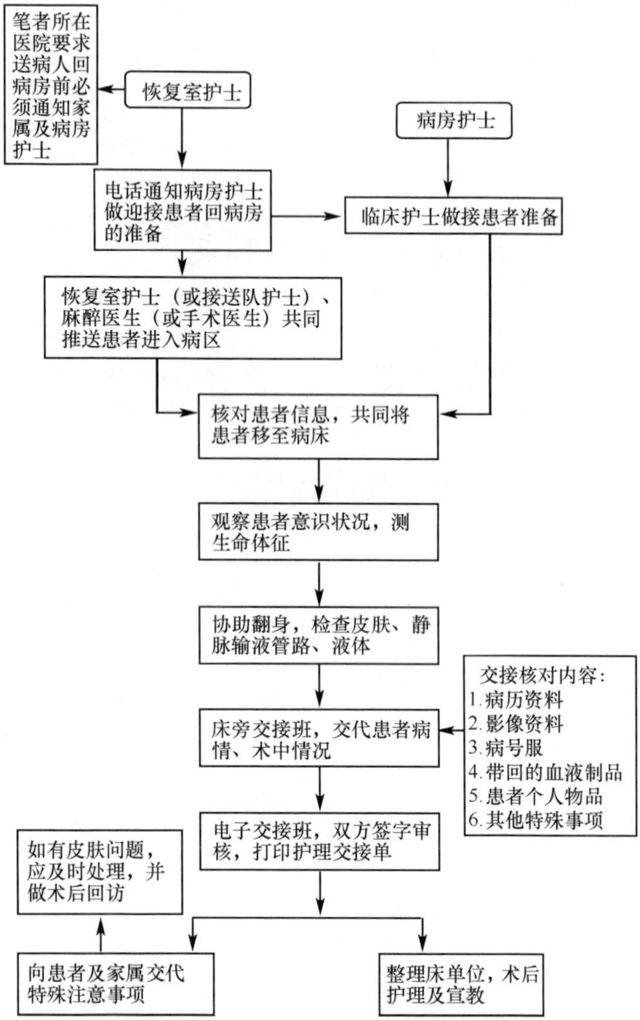

图 2-2　术后患者返回病房交接班流程

第三章　专科技术操作规范

第一节　护理操作技术流程

一、PACU 患者安全转运

【目的】 规范麻醉恢复室患者转运流程，注重全程护理安全质量控制，降低运送过程中潜在的风险因素，避免转运途中发生护理不良事件，确保 PACU 患者安全转运。

【用物】 简易呼吸囊 1 个，面罩 1 个。

【用物准备】

1. 检查呼吸囊性能是否良好。
2. 选择大小合适的面罩。

【操作流程】

1. 患者恢复良好，达到出室标准后，通知主责麻醉医生。
2. 麻醉医生评估患者后在恢复室记录单上签字。
3. 电话通知患者家属返回病房，并且通知所在病区护士及时做好接患者准备。
4. 完成恢复室记录单及电子版护理记录单。
5. 持病历核对患者信息和随身物品。向患者解释手术结束可以返回病房，撤除监护仪连接线、电极片，检查各个引流管道及输液通路，妥善放置，保持通畅。为患者穿好衣服，盖好被子，收拢患者四肢，避免运送途中碰伤。
6. 携带简易呼吸囊和面罩与麻醉医生共同运送患者回病房。骨科、血管外科、神经外科、需送入 ICU 患者及病情危重患者需由外科医生共同转运。

7. 运送途中患者脚在前，头在后，护士位于患者头侧。密切观察患者呼吸、意识状态、面色、口唇颜色及引流液量等。推车不可过快，转弯时不可过急，以免引起患者恶心、呕吐、循环不稳等，出入室时切忌用床头撞门。

8. 进入病区后通知值班护士接术后病人。

9. 再次核对患者床号、姓名后进入病室。

10. 将病床与推车的床档放下，两床并拢靠齐，固定车轮。

11. 再次查看各种引流管道和输液通路，妥善放置，指导家属并与其共同将患者搬至病床上。搬运时注意动作轻柔，尽量减少由搬动患者所带来的疼痛，并注意保护头颈部（骨科病人手术部位及制动体位患者由外科医生协助移至病房床上）。

12. 撤走推车，协助病房护士连接监护仪、吸氧。

13. 持病历与病房护士交接班，包括出入量、皮肤、各管路、镇痛泵使用等。有血液制品、未用药物等需与护士交接核对。核对无误后在交接班单子上签字即可离开。

【注意事项】

1. 运送患者途中应携带简易呼吸器与面罩，以确保患者运送途中发生呼吸抑制时能进行及时抢救。

2. 运送途中恢复室护士与麻醉医生应站在患者头侧，以便于观察患者病情。

3. 将患者搬至病床时，应将病床与手术室推车并拢靠齐，各自固定牢固，严防病人过床时摔落。

4. 搬运时注意动作轻柔，尽量减少由搬动患者所带来的疼痛，并注意保护头颈部。

二、心 电 监 护

【目的】 监测患者生命体征，观察病情变化，为制订治疗护理方案提供客观资料。

【用物】 床旁监护仪，电极片，监护导线，纱布罐，污物罐，麻醉记录单，笔，免洗手消毒液。

【治疗室准备】 准备监护用物，根据检测项目选择所需导连线，检查监护仪性能，将导连线与监护仪正确连接。

【操作步骤】

1. 操作者洗手，戴口罩。

2. 携用物至床旁，查对患者腕带信息、手术信息、所住病区。

3. 向患者解释进行心电监护的目的，以取得病人配合（××，您好，因为您马上就要手术了，现在需要给您做心电监护，请您躺好并配合我们）。

4. 固定监护仪，接通电源，打开监护仪电源开关。

5. 解开患者衣扣，清洁放置电极片部位皮肤，将电极片按照图示正确贴于患者相应部位，连接心电监护导连线。

6. 将监测血压袖带按照测量血压的要求正确系于患者上臂。

7. 将无创血氧饱和度指夹夹在患者示指末端（勿在测血压同侧）。

8. 根据患者情况，选择心电监测导联，调节心电示波适宜波幅，打开各项检测项目报警开关，设定各检测项目报警线（口述：各检测项目的报警线：心率 60～100 次/分，血压收缩压 90～140mmHg，舒张压 60～90mmHg，呼吸 12～24 次/分，血氧饱和度 90%～100%）。

9. 选择血压监测方式（自动或手动），如选择自动，应设定测量间隔时间（一般为 5 分钟/次），为病人测量血压。

10. 检查监护仪工作状态，观察病人各项监测指标并记录在麻醉单上。

11. 向患者交代注意事项（×××，心电监测给您接上了，术中会持续监测您的心率、血压、呼吸和血氧饱和度，请您放心）。

12. 手术结束，停止监测，向病人解释说明（×××，您的手术已经做完，不需要再监测了，我把这些导线撤了，您好好休息）。关闭监护仪电源开关，依次撤离各种监测导线。

13. 取下电极片，清洁患者皮肤，整理患者衣服、被子，协助患者取舒适卧位。

14. 整理用物，洗手。

【注意事项】

1. 监护仪需放置稳妥，防止碎碰。

2. 监护仪导线要捋顺，不要互相缠绕。

3. 电极片位置正确，避开除颤位置。

4. 血压袖带大小合适，应缠绕在病人肘关节上 1～2cm，松紧度以能插入一个手指为宜，以免造成血压测量值不准确。

5. 血氧饱和度探头不宜与血压袖带在同一侧肢体，以免影响血氧饱和度测量。

6. 停止监测时，应向病人做好解释，先关机，再撤去导线。

三、心 肺 复 苏

【目的】 短时间内恢复病人自主循环和呼吸。

【用物】　治疗盘1个，简易呼吸器1个，手电筒1个，血压计1个，听诊器1个，按压板1个，脚踏板1个，纱布1块，弯盘1个，手消液1瓶，记录单。

【操作步骤】

1. 判断：双手拍打病人双肩并呼叫病人（喂!你怎么了），用右手拇指压眼眶内上方（压眶反射消失），然后观察瞳孔（瞳孔散大）。立即呼叫医生，抢救计时（报告×时×分开始抢救）。推除颤仪。

2. 摆放体位：移开床头桌，去掉床档，撤去枕头，掀开盖被，胸部下垫按压板（按压板前端与肩膀平齐），解开病人衣扣，松开裤带。

3. 评估有无呼吸。以耳听、面感（距离面部2～3cm）来评估患者呼吸情况，计时小于10秒（要数出声音1001、1002、1003…）。同时用右手食指、中指触摸颈动脉，眼看是否有胸廓起伏。报告“患者自主呼吸消失，触不到颈动脉波动，立即给予心脏按压”。

4. 放脚踏板。

5. 给予胸外心脏按压30次。

按压部位：两乳头连线中点或剑突上两横指均可。

按压手法：采取双手叠扣法，腕、肘关节伸直，利用身体重力，垂直向下用力按压。

按压深度：胸骨下陷5～6cm。

按压频率：100次/分，并数1下、2下…30下（10下之前至25下以后需数出声音）。

6. 清除口腔内分泌物，有义齿者将义齿摘除。

7. 开放气道：常用仰面举颏法，抢救者左手小鱼际置于病人前额，手掌用力向后压使病人头部后仰，右手中指、食指剪刀式分开放在病人颏下并向上托起，使气道伸直。

8. 用简易呼吸器给予正压通气两次（口述一组一，一组二），报告“气道无梗阻”。

9. 再次给予胸外按压 30 次，简易呼吸器给予正压通气 2 次。连续做 5 个循环，按压与吹气比为 30∶2，然后进行评估。

10. 评估

（1）以耳听、面感、眼看法来评估病人呼吸情况，右手示中指触摸颈动脉，触及颈动脉搏动，评估数 10 秒（要数出声音），报告“×时×分患者呼吸、心跳恢复”，撤脚踏板。

（2）测量血压报告数据，并整理血压计。

（3）用手电筒检查瞳孔（先检查对侧瞳孔），报告“患者瞳孔较前缩小，对光反射存在”。

（4）看颜面，检查甲床，报告“患者口唇、颜面发绀较前减轻，末梢循环改善”。

11. 评估后报告“继续给予高级生命支持”。

12. 撤按压板，给病人整理衣服、垫枕头、盖好棉被，装床档，洗手记录。

【注意事项】

1. 胸外心脏按压与人工呼吸比，无论单人法还是双人法均为 30∶2。

2. 胸外心脏按压部位准确，按压方式正确。

3. 按压频率为 100～120 次/分。按压深度：成人为 5～6cm，5～13 岁儿童为 2～3cm，婴幼儿为 1～2cm。

4. 简易呼吸器挤压程度：无氧源时挤压球囊 2/3，潮气量为 700～1000ml；有氧源时，将流量调至 8～10L/min，挤压球囊 1/2，潮气量为 400～600ml。

四、电除颤术

【目的】

1. 用电除颤释放的短暂高能量脉冲电流直接或间接作用于心脏，使全部心肌同时出击，中断一切折返通道，消除异位心律。

2. 主要适用于心室颤动或心室扑动时，心脏已经丧失有效的机械传导功能，血液循环处于停顿状态的危急时刻。

【用物】 除颤器 1 台，导电糊 1 管，纱布若干，恢复室记录单，笔。

【操作步骤】

1. 备齐用物，推车至病人床边。

2. 打开除颤器的电源开关。

3. 将除颤器电极板涂抹导电糊。

4. 选择充电量（成人 100～200J，儿童 50～100J），按下充电按钮，将除颤器充电到所需水平。

5. 正确放置电极板（口述：一个电极板放置心尖部位即左锁骨中线第 4 肋间，另一个电极板放置心底部即胸骨右缘第 2 肋间）。

6. 放电：将电极板紧贴病人皮肤，嘱人员离开病人床旁，同时按下两个电极板上的放电按钮。

7. 放电后立即观察心电示波图形，观察病人的神志、呼吸，测血压。

8. 口述：如除颤未成功，可再次除颤。

9. 除颤完毕，关闭除颤电源，擦净电极板，收好备用。

10. 将除颤时间、次数及心率转归情况记录在恢复室记录单上。

【注意事项】

1. 保证除颤器处于良好的备用状态。

2. 除颤前判断病人病情、意识状态、心电示波图形。

3. 电极板放置部位要准确，确保有效的电流穿过心脏。

4. 除颤器的把手应干燥，操作者的手不可触到浸有生理盐水的纱布垫。

5. 操作者及有关人员注意不要与病人的床接触，以免遭到电击。

五、呼吸机连接及故障排除

【目的】 辅助患者进行人工通气，改善患者通气状况。

【用物】 呼吸机 1 台，一次性螺纹管 1 根，笔，记录单，模肺，听诊器，手消液 1 瓶。

【用物准备】

1. 操作者洗手，戴口罩。

2. 连接电源、氧源、压缩空气源，打开呼吸机开关，进行呼吸机自检评估。

3. 检查螺纹管的有效期，包装有无破损。

4. 打开螺纹管，将螺纹管两端分别与呼吸机的送气口和排气口正确连接。

5. 将模肺与螺纹管 Y 字口连接，并观察呼吸机工作状态。

6. 检查模肺气囊充、放气情况，检查各管路（氧气管道、空气管道、螺纹管）连接是否有漏气。

情景模拟：以 Drager Evita4 呼吸机为例，患者潮气量 500ml、呼吸频率 12 次/分、氧浓度 40%。

【操作步骤】

1. 根据医嘱选择通气模式（一般选择 SIMV 模式）。

2. 确定机械通气的呼吸频率（f）、潮气量（TV）及氧浓度（FiO_2）。

3. 口述：根据患者病情确定 PEEP 值。

4. 设置呼吸机报警参数（分钟通气量、呼吸频率、氧浓度）。

5. 取下模肺，将螺纹管末端与患者气管导管紧密连接。

6. 观察病人胸廓起伏，听诊双肺呼吸音，观察患者生命体征。

7. 再次检查各管道、套囊有无漏气，设置参数是否正确。

8. 整理用物，洗手，正确记录恢复室记录单。

【注意事项】

参数调节与设置（提问）

1. 通气模式：间歇正压通气（IPPV）、同步间歇指令通气（SIMV）。

2. 吸入氧浓度：一般设置 40%～100%。

3. 呼吸频率：一般设置 12～20 次/分。

4. 潮气量：成人 8～12ml/kg，小儿 5～8ml/kg。

5. 吸呼比（I∶E）：一般为 1∶1.5～2，成人 1∶2，儿童 1∶1.5。

6. 了解呼吸灵敏度。

7. 呼气末正压（PEEP）：0～40cmH_2O，当高浓度吸氧下 PaO_2 仍小于 60mmHg，应加用 PEEP，并将 FiO_2 调至 0.5 以下（麻醉机）。PEEP 的调节原则为从小渐增，直至达到最好的气体交换和最小的循环影响。

附 1：使用呼吸机常见原因及处理

1. 呼吸机运转突然停止

原因：停电、保险丝烧断主机停止工作、电源插头脱落。

处理：更换呼吸机、接好呼吸管路、维持适当氧气压力。

2. 呼吸机压力高限报警

原因：痰堵、气道痉挛、气管导管位置不当、躁动或屏气、咳嗽、呼吸机管道受压或扭曲、气道压力高限设置过低。

处理：及时彻底吸痰、应用解痉平喘药、解除管路打折受压、恢复导管正确位置、适当应用镇静剂、正确设置压力高限。

3. 呼吸机气源报警

原因：空气、氧气压力不足，接口不紧或脱开、管道打折受压、配件进水或失灵。

处理：检查气源压力、接紧各管路接口、避免管道打折、更换配件。

4. 分钟通气量低限报警

原因：管路衔接不好或破损、气囊漏气或注气不足、湿化器密封不严、潮气量低限设置过高、反复高限报警。

处理：有破损及时更换、气囊重新充气，必要时更换导管、衔接好呼吸机管路、盖紧湿化器盖、解除呼吸机管道受压或扭曲、及时吸痰，保持呼吸道通畅、正确设置报警限。

5. 分钟通气量高限报警

原因：病情所致呼吸急促、潮气量设置过高、吸气次数设置过高、潮气量高限设置过低等。

处理：观察临床症状、解除呼吸急促原因、正确设置呼吸机各参数。

6. 气道压力高限报警的原因

痰液黏稠或痰痂堵管、人工气道或呼吸机管路扭曲、受压、病人咳嗽、喘憋、屏气、气道压力高限报警设置过低等。

7. 通气量低限报警的常见原因

呼吸管路脱开、衔接不严密、管道破损、气管导管气囊漏气、病人连续咳嗽、通气量低限报警设置过高等。

附 2：应用呼吸机护理

1. 人工气道保护

将螺纹管与气管导管妥善连接，使用螺纹管支架固定螺纹管，避免牵拉导致呼吸机管路脱出、移位或扭曲。密切观察呼吸机运转。

2. 生命体征观察

意识状况、心率、呼吸、血压、氧饱和度变化，有无喘息、憋气，自主呼吸与呼吸机是否同步。

3. 电源突然中断处理

有自主呼吸患者立即脱开呼吸机，给予吸氧，不能脱机者立即应用简易人工呼吸器保证通气，同时迅速排除故障或通知相关人员进行检查。

4. 呼吸机参数观察

确保各管路衔接良好时，观察呼吸模式有无变更，潮气量、呼吸频率、气道压力动态变化。

六、麻醉机连接及使用

【目的】 手术患者进行麻醉后人工通气。

【用物】 麻醉机 1 台，一次性螺纹管 1 根，笔，记录单，模肺，听诊器，手消液 1 瓶。

【用物准备】

1. 更换钠石灰。

2. 操作者洗手，戴口罩。

3. 连接电源、氧源、压缩空气源，打开麻醉机开关，进行麻醉机自检评估。

4. 检查螺纹管的有效期及包装有无破损。

5. 打开螺纹管，将螺纹管两端分别与麻醉机的送气口和排气口正确连接。

6. 打开气电总开关。

7. 检查吸入性麻醉药是否充足。

8. 检测呼吸回路有无漏气（两种方法：手控法和机控法）。

（1）手控法：将传感器支架装回原位，安装好钠石灰罐，调节氧气流量计为最小流量，调节“APL 阀”至 30cmH_2O，连接呼吸回路并堵住 Y 形接口，将气囊与手动气囊连接口连接牢固，调整“手动/机械通气选择开关”至“手动通气”，按“快速充气阀”，观察气道压力表表针，表针达到 30cmH_2O 并在 3～5 秒钟不回落表示密闭正常。

（2）机控法：把气囊当做模拟肺与呼吸回路 Y 形接口连接，调节氧气流量计为最小流量，调整“手动/机械通气开关”至“机械通气”，按“快速充气阀”使风箱充满，在 8～10 次呼吸后风箱每次都能达到风箱顶部表示密闭正常。

9. 校准流量传感器。

10. 调整“手动/机械通气选择开关”至“手动通气”，调整 APL 阀，连接呼吸回路至患者，调整气体流量、挥发罐输出浓度，进行“手动通气”。

11. 根据患者的情况设置氧气流量、潮气量、呼吸频率、吸呼比、气道压力限制、PEEP 值。调整“手动/机械通气选择开关”至“机械通气”。

12. 连接模肺，观察模肺膨胀情况，观察麻醉机运行是否正常。

13. 取下模肺，将麻醉机螺纹管与患者气管导管连接，观察患者胸廓起伏，听诊呼吸音，并观察患者生命体征。

14. 按要求摆放患者体位。

15. 整理用物，洗手，记录。

【注意事项】

1. 术后及时更换麻醉机回路。

2. 术后将流量传感器支架从麻醉机上取下使其保持干燥。

3. 及时更换钠石灰。

4. 为了保证麻醉机安全正常使用，废气排出口不能接常规的呼吸回路软管，一旦软管扭曲或塌陷，会使回路内压力升高，为了保证安全，呼吸机将报警并不能工作。

七、气管导管拔除术

【目的】 为全麻术后患者拔除气管内导管。

【用物】 无菌吸痰罐 1 个，500ml 无菌生理盐水 1 瓶，复合碘消毒棉签 1 包，吸痰管数根，简易呼吸器 1 个，清洁纱布 1 块，注射器 1 个，吸引器装置 1 套，污物罐 1 个，医疗垃圾桶 1 个，手消液 1 瓶。

【用物准备】

1. 操作者洗手，戴口罩。

2. 检查无菌吸痰罐有效期及外包装有无潮湿、破损，打开包布，取出无菌吸痰罐。

3. 检查生理盐水有效期，按无菌操作法倒入吸痰罐内约 200ml。

4. 检查吸痰管型号及有效期。携用物至病人床旁。

【操作步骤】

1. 向病人解释操作目的，以取得合作。

2. 检查负压吸引装置性能。

3. 检查吸痰管，将包内的手套分离至顶端撕开取出，双手将手套打开，左手拿一角，右手戴手套，将垫纸放于病人嘴角下方。

4. 取出吸痰管与吸引器管连接，打开负压调节 80～120mmHg，从吸痰罐内吸少量盐水湿润。

5. 在无吸力状态下将吸痰管平稳迅速放入气管导管内（吸痰管放入长度比气管导管长 1～2cm），左手拇指盖住侧孔，右手持吸痰管慢慢旋转向上退出，每次吸引不超过 10～15 秒。

6. 气管导管内痰液吸干净后，再吸净口腔内的分泌物。

7. 将吸痰管缠绕与右手吸引管分离，冲洗吸引管，关闭负压，右手手套反转脱去的同时将吸痰管包裹。

8. 将简易呼吸器与气管导管连接，嘱病人深吸气同时膨肺数次，揭开固定气管导管的胶布，用注射器回抽气囊内的气体，嘱病人张嘴，迅速拔出气管导管及牙垫，嘱病人有效咳嗽。

9. 撤掉颌下垫巾，用纱布擦净口角分泌物，为病人吸氧。

10. 整理用物，洗手记录。

【注意事项】

1. 拔管前严格掌握拔管指征，床旁备好急救物品。

2. 吸痰过程中严格执行无菌操作技术，密切观察病人生命体征的变化。

3. 选择合适型号的吸痰管，吸痰管直径勿超过气管插管内径的 1/2。

4. 吸痰动作轻柔、准确、快速，每次吸痰时间不超过 15 秒，连续吸痰不超过 3 分钟。

5. 调节合适的吸引负压，一般成人＜53.3kPa（400mmHg），儿童＜40kPa（300mmHg），婴幼儿 13.3～26.6kPa（100～200mmHg），新生儿＜13.3kPa（100mmHg）。

6. 拔管前给予病人较高浓度氧气吸入，以提高病人的血氧饱和度，减少低氧血症的发生。

7. 吸痰前应根据病人体重用简易呼吸器为病人膨肺 2～3 次。

7. 拔管时严密观察病人生命体征，出现严重的拔管并发症时立即呼叫医生紧急处理。

8. 拔管后协助病人有效咳嗽，叩背，排痰，避免术后肺不张的发生。

附：恢复期拔除气管导管指征

一、低风险拔管

1. 拔管指征

（1）意识清醒，能实现指令性动作。

（2）自主呼吸恢复，呼吸频率、节律、潮气量、分钟通气量恢复至正常值。

（3）脉搏氧饱和度：呼吸空气 5 分钟以上，能保持 SpO_2＞95%或达术前水平。

（4）循环稳定。

（5）咳嗽反射、吞咽反射恢复正常。

（6）肌力恢复，前臂抬离床面 10 秒以上，持续抬头 5 秒，握手有力。

2. 注意事项

（1）评估气道和常见的危险因素。

（2）使病人处于最佳的备拔管状态，降低风险因素。

（3）快速拔除气管导管。

（4）拔管后保持高度警惕，直至无风险因素存在。

二、高风险拔管

1. 拔管指征

高风险患者（包括困难气道、颈部手术、肿物压迫气管、创伤大的五官科手术，以及衰竭、瘫痪、精神障碍、昏迷等特殊患者），拔管前评估除符合上述指征外，还应结合患者术后要求及患者病情评估，要求麻醉医生（必要时还需外科医生）评估及协助操作。

2. 注意事项

（1）评估气道和高危险因素。

（2）麻醉医生评估病人拔管指征。

（3）使病人处于最佳的备拔管状态并准备紧急插管用物。

（4）由两人执行拔管操作。

（5）麻醉恢复期不宜拔管患者，遵医嘱延期拔管。

三、拔管后护理

1. 鼓励病人进行深呼吸、咳嗽、咳痰等呼吸训练，给予病人较高流量鼻导管吸氧或面罩通气，使拔管后病人维持高浓度氧合。

2. 继续评估拔管后患者呼吸道并发症风险（如呼吸抑制、喉痉挛、支气管痉挛及喘鸣音等），必要时及时行重插管术。

3. 密切监护患者生命体征。

4. 常规采取低半卧位，必要时为病人取半卧位或高卧位。

5. 麻醉医生评估患者出室指征，协助完成患者的安全转运。

八、麻醉机辅助面罩通气法

【目的】

1. 麻醉插管前提高患者氧气储备。
2. 急救时为患者进行人工通气。

【用物】 麻醉机 1 台，一次性螺纹管 1 根，面罩 1 个，笔，记录单，手消液 1 瓶。

【用物准备】

1. 操作者洗手，戴口罩。

2. 打开麻醉机开关，调节氧气流量，将麻醉机调至“手控”模式。

4. 将螺纹管两端分别与麻醉机的送气口和排气口正确连接。

5. 检测呼吸管路有无漏气。

6. 选择合适的面罩（以完全包裹患者口鼻为宜）。

7. 患者取去枕平卧位，头后仰。

8. 为患者开放气道，清理口鼻腔分泌物。

9. 操作者位于患者头部，将面罩扣于患者面部（面罩位置放置正确：面罩上缘位于患者鼻梁中部，避免压迫眼睛，下缘与下颌平齐，完全包裹口唇）。

10. 操作者一手采用 EC 手法，拇指与食指将面罩与患者面部紧贴，其余三指置于患者下颌，并将下颌托起。另一手挤压手控呼吸囊为患者通气。

11. 观察患者胸廓起伏及口唇颜色。

12. 观察患者生命体征并记录。

13. 整理用物，洗手。

【注意事项】

1. 面罩必须紧密贴合患者口鼻，防止漏气。

2. 紧急情况下氧浓度可至100%。

九、口咽通气道置入术

【目的】 纠正舌后坠，防止抽搐患者舌咬伤，维持有效呼吸，保持呼吸道通畅。

【用物】 一次性口咽通气道1个，胶布，污物罐1个，手消液1瓶（备用舌钳、开口器）。

【操作步骤】

1. 操作者洗手，戴口罩。

2. 评估患者意识状态、呼吸情况。

3. 使患者仰卧，站于患者头侧，头后仰开放气道。

4. 清除口腔分泌物。

5. 根据患者选择合适型号的口咽通气道（选择方法为门齿到下颌角的距离）。

6. 检查口咽通气道有效期，并打开。

7. 左手拇指、食指撑开患者上下唇，使患者张口（口述：牙关紧闭者可用开口器和舌钳协助），右手持口咽通气道，弧面沿上腭方向进入口腔，到达软腭后将弧面旋转180°，成正位顺着舌背下滑，尖端直至舌根后，置入咽部。

8. 双手托起下颌，将双拇指放于口咽通气道外口边缘上，向下推进至边缘抵口唇上，放下下颌。

9. 检查口唇，防止舌与口唇夹于牙齿和口咽通气道之间。

10. 用胶布固定（口述：根据病情需要吸氧）。

11. 密切观察患者生命体征并记录。

12. 整理用物，洗手。

【注意事项】

1. 根据患者门齿到下颌角的距离选择合适的口咽通气道型号。

2. 牙齿松动者，放置口咽通气道时应密切观察有无牙齿脱落。

3. 口腔或咽部有病变时禁忌使用口咽通气道。

4. 定时检查口咽通气道是否保持通畅。

十、喉罩置入术

【目的】

1. 用于麻醉和急救中建立人工气道。

2. 在急救复苏中作为紧急通气的工具，比气管插管简便，可为抢救赢得时间。

【用物】　一次性喉罩 1 个，润滑剂 1 支，空针 1 个，听诊器 1 个，胶布，一次性手套 1 副，污物罐。

【操作步骤】

1. 操作者洗手，戴口罩。

2. 选择合适型号喉罩，检查有效期、包装是否完整。

3. 打开喉罩，检查喉罩充气囊是否漏气（空针注入气体检查），排尽喉罩充气囊。

4. 检查润滑剂有效期、性质。

5. 打开润滑剂，涂抹喉罩的背面和两侧（口述：不能涂在喉罩开口处，避免润滑剂进入喉头诱发喉痉挛）。将喉罩放于包装袋内。

6. 携用物至床旁。

7. 操作者戴手套，使患者去枕平卧，头后仰，开放气道（仰面抬颏法、双手抬颌法），清理口腔分泌物。

8. 操作者位于患者头顶处，轻托下颌，用左手的拇指和食指十字交叉撑开口腔，右手执笔式握喉罩。

9. 喉罩开口端向上，顺着硬腭将喉罩置入口腔。

10. 左手拇指顺势下滑，大拇指压住舌体，与其他四指同时向上提起下颌，增大喉罩进入的空间，右手同时沿硬腭进一步向前推进喉罩，通过咽腔后，有明显的到位感。

11. 向套囊内适当充气（口述：充气量一般为型号/2×10ml）。

12. 固定喉罩，连接呼吸机螺纹管辅助通气。

13. 观察胸廓起伏，听诊双肺呼吸音是否对称。

14. 用胶布将喉罩的牙垫部位固定在脸颊两侧。

15. 脱手套，观察生命体征，并记录。

16. 洗手，整理用物。

【注意事项】

1. 根据患者体重选择合适的喉罩气管导管，一般成人 30～40kg 选择 3 号，50～60kg 选择 4 号，70kg 以上选择 5 号。

2. 持喉罩进入口腔方式正确，避免在口腔内来回旋转。

3. 喉罩置入动作应轻柔、快速，避免长时间操作，以免引起患者口腔黏膜损伤。

4. 喉罩套囊充气量一般为型号/2×10ml。

十一、经口气管插管法

【目的】

1. 为手术患者建立人工气道。

2. 解除呼吸困难，保持呼吸道通畅，为有创机械通气提供条件。

【用物】 20ml 注射器 1 个，气管导管，一次性喉镜片，导芯，喉镜，牙垫，听诊器，30cm 胶布 2 条，纱布 1 块，垫巾 1 块，污物罐（备：口咽通气道、吸痰管、负压吸引装置）。

【用物准备】

1. 操作者洗手，戴口罩。

2. 依次检查吸痰管、气管导管、管芯、牙垫、一次性喉镜片的有效期。

3. 检查并正确安装喉镜片（口述：喉镜亮度正常）。

4. 选择合适的气管导管（口述：一般女性选择 7.0 号，男性选择 7.5 号）。

5. 检查气管导管套囊是否漏气，向套囊内注入约 10ml 空气并抽出（口述：套囊无漏气）。

6. 检查管芯，将管芯插入气管导管内进行塑形。

【操作步骤】

1. 解释（现在要为您麻醉了，请您与我配合好）。

2. 在患者头部垫垫巾，撤枕头，患者取平卧位，头后仰，开放气道，（仰面举颏法、双手抬颌法）清理呼吸道。

3. 右手将患者上下牙打开，左手持喉镜从左侧口角进入口腔，顺着舌体将镜片放至悬雍垂，左手向上提喉镜看到会厌，将会厌向后上方上挑暴露声门。

4. 右手持气管导管插入口腔使其通过声门进入气管，嘱助手拔除管芯，继续推送导管放置相应深度，放入牙垫，撤出喉镜（口述：气管导管距门齿距离为 22～24cm）。

5. 充气气管导管套囊。

6. 接通呼吸机。

7. 听诊双肺呼吸音，判断并调整导管至最佳位置。

8. 胶布固定导管。

9. 整理用物，洗手记录。

【注意事项】

1. 插管过程中注意无菌原则。

2. 选择合适的气管导管，管芯内端短于导管口 1～1.5cm。

3. 插管前检查插管用物是否齐全，喉镜是否明亮。

4. 插管操作时切勿时间过长，以免引起反射性心跳、呼吸骤停。

5. 插管时不能将患者门齿作为喉镜支点，而应将喉镜水平向上提起。

6. 导管套囊充气不可过多，压力保持在 15～25cmH_2O，以免压迫气管黏膜。

十二、微量泵的使用

【目的】 为患者定时、定量地从静脉输入液体和药物，使输入液体和药物精确、安全、流速均匀。

【用物】 微量注射泵 1 台，一次性注射器 1 个（50ml 或 20ml），一次性微量泵管 1 根，输液贴 1 个，碘棉签 1 包，棉球 1 包。

【用物准备】

1. 操作者洗手，戴口罩。

2. 查对医嘱，在医嘱单相应位置打铅笔勾。

3. 检查药液有效期及药液性质，选择合适的注射器。

4. 检查无菌注射器、微量泵管、碘棉签、棉球及生理盐水的有效期，包装是否漏气。

5. 打开注射器，遵医嘱配好需泵入的药液，套好针帽，并将写好床号、姓名、药名、浓度、配置时间的标签贴于注射器上（注意标签勿遮盖注射器刻度），将注射器针栓向内放于包装袋内。

6. 打开微量泵管，连接无菌注射器，正确排气，检查有无气泡。

7. 请二人核对，弃去空安瓿。

8. 打开输液泵注射器夹，将有溶液的注射器刻度向外放入输液泵注射器安全支架内，关闭注射器夹，将输液泵放于治疗车上。

【操作步骤】

1. 备齐用物推车至病人床旁，查对床号、姓名、解释输液目的。

2. 将输液泵置于床旁桌上，插上电源，打开输液泵电源开关，遵医嘱设置正确的输液速度，按开始键，看到输液泵正常运转的标识后再次检查有无气泡。

3. 检查无异常后，将微量泵管连接管与病人静脉三通接口连接。

4. 观察输液泵是否正常，向病人解释注意事项。

5. 整理用物，洗手，回治疗室记录。

6. 如需调节输液速度应先停止，重新设置泵入速度后，再次按开始键即可。

遵医嘱停止泵入溶液

1. 先将微量泵管与三通管分开。

2. 按下停止键，打开注射器夹，取下注射器。

3. 关闭注射器夹及电源开关。

4. 拔下电源插销。

【注意事项】

1. 输液泵要固定牢固，安装注射器时要卡紧。

2. 更换输液泵时，应先使泵运行后再接病人静脉输液通路，防止药物大量进入或不均匀进入病人体内。更换速度要快，尽量缩短药液间断进入体内的时间。

3. 配置药液浓度要准确，标识要清楚。

十三、动脉血气标本采集与分析

标本采集法

【目的】

1. 了解体内酸碱平衡及血气变化，以指导治疗。

2. 用于各种疾病、创伤、手术、呼吸衰竭、心肺复苏后等病人的检测。

【用物】 注射盘1个，复合消毒碘棉签1包，无菌棉球1包，一次性动脉采血针1个，胶布，动脉穿刺包1个，污物罐。

【操作步骤】

1. 操作者洗手，戴口罩。

2. 检查各无菌物品有效期，包装是否完好。

3. 复述医嘱，携用物至床旁。

4. 向患者解释（未苏醒患者不解释）。

5. 遵医嘱选择动脉穿刺部位（口述：常用穿刺部位为桡动脉、股动脉，肘部或足背动脉进行穿刺），将手心向上手腕伸直，触摸动脉波动最强处为进针点（口述：股动脉穿刺时病人仰卧，下肢伸直外展外旋）。

6. 检查动脉穿刺包，打开，将治疗巾垫于穿刺部位下。

7. 检查采血针并打开备用。

8. 检查无菌棉球并打开置入治疗巾上备用。

9. 消毒穿刺部位直径5～6cm（两遍）。

10. 消毒左手食指及中指。

11. 取出采血针左手食指及中指扪及动脉搏动并固定（口述：右手持采血针从两指之间垂直进针或沿动脉

走向与皮肤呈 45° 进针），针头一旦进入动脉，血液即可进入采血针。

12. 取得足够的血量后迅速拔针，将回针帽扣上，嘱第二人将血气分析立即送检。

13. 用无菌棉球按压穿刺部位 5 分钟，并用胶布固定。

14. 整理用物。

【注意事项】

1. 严格无菌操作，采血部位严密消毒。

2. 采血时严密隔绝空气，采血后立即送检，如不能立即送检，应放置在 0～4℃冰箱内保存，但最长不得超过 2 小时。

3. 凝血功能异常病人采血后应延长按压穿刺部位时间，以防出血。

血气分析操作法

1. 检查血气机状态良好。

2. 选择血标本类型 arterial 键或 venous 键。

3. 探针抬起后，将采血针伸入其内，按 OK 键。

4. 听见“滴滴”声，表示采血完毕，移开空针。

5. 按 OK 键。

6. 等待 1 分 10 秒，血气机自动打印结果。

7. 将血气分析值汇报麻醉医生。

【注意事项】 采集血样要求 1ml 以上，必须肝素化，且要搓管将肝素与血样充分混匀，避免凝血损坏试剂包，影响正常值。

十四、有创动脉压监测

【目的】 术中监测 IBP 能及时、准确反映患者动脉血压的动态变化，可以降低手术风险，提高危重患者的手术成功率及抢救成功率。

【用物】 肝素钠注射液 1 支，500ml 袋装生理盐水 1 袋，10ml 注射器 1 个，套管针 1 个，碘棉签 1 包，贴膜 1 包，胶布 1 卷，动脉压力套装 1 套，压力袋 1 个，动脉穿刺包 1 个，手消液 1 瓶。

【操作步骤】

1. 操作者洗手，戴口罩。

2. 检查肝素、生理盐水、动脉套组、空针、碘棉签、贴膜有效期，常规消毒肝素与生理盐水。

3. 抽取 1 支 12500U 的肝素融入 10ml 生理盐水中，取 2ml 注入 500ml 袋装生理盐水中摇匀，将袋装生理盐水置入压力袋内，然后与动脉测压套组相连。压力袋充气加压至 200mmHg 左右（小儿 150mmHg），排净冲洗器及管道内的空气，检查管道有无气体。

4. 向患者解释操作目的和意义，取得患者合作。

5. 进行 ALLEN 实验，判断尺动脉是否有足够的血液供应。ALLEN 实验方法：患者上肢抬高至心脏以上水平，压迫其手腕部尺、桡动脉以阻断血流，让其做松握拳数次，此时手掌发白，护士将压尺动脉的手松开，患者手掌颜色恢复，根据手掌颜色恢复快慢，判断尺动脉血供情况。ALLEN 实验判断分 3 级：6 秒内恢复为 1 级，属正常；7～14 秒为 2 级，属可疑；大于 15 秒恢复为 3 级，属异常。2 级患者置管应谨慎，3 级患者严禁置管测压。

6. 协助患者取平卧位，将穿刺前臂伸直固定，腕部垫以小枕，手背屈 60°。

7. 检查动脉穿刺包有效期，包装有无破损、潮湿，并打开备用。同时打开贴膜，撕两条胶布备用。

8. 摸清患者桡动脉搏动，选择穿刺部位，常规消毒皮肤。

9. 操作者戴无菌手套，铺无菌巾。

10. 准备穿刺。套管针与皮肤呈 30°～40°角，与动脉走行相平行进针，针头穿过动脉前壁时有突破坚韧组织的落空感，并有血液呈搏动性涌出，证明穿刺成功，将针放低与皮肤呈 10°角，将针再向前推进 2mm，使外套管的圆锥口全部进入血管腔，用手固定针芯，将外套管迅速推至所需深度后拔出针芯，连接带有 10cm 延长管的三通。

11. 妥善固定，必要时用小夹板。

12. 将传感器固定于与心脏平齐的位置，调定零点，使传感器与大气相通，按零点校正键，当屏幕上压力线及显示值为零时，使传感器与动脉测压管相通进行持续测压。

13. 整理用物，洗手。

14. 术中检测并记录。

15. 监测结束，遵医嘱拔除套管针，按压局部至少 5 分钟，包扎固定。

【注意事项】

1. 保持测压管道的畅通

（1）妥善固定套管针、延长管，防止管道扭曲及打折。

（2）使冲洗压力始终保持在 150～300mmHg。

（3）管道内有回血时及时进行快速冲洗，但一次冲洗量不超过 3ml。

（4）配制的肝素盐水 24 小时有效。

（5）保证测压管路内三通开关位置正确。

2. 测压管道的各个接头要衔接紧密，防止测压管道脱落或漏液。

3. 患者平卧时零点位置与其腋中线第 4 肋间在同一

水平。体位改变时，应及时调整零点。

4. 患者肢体位置固定要适当，以使波形处于最佳状态。

5. 严格遵循无菌操作原则，动脉穿刺部位应每日消毒，更换敷料。

6. 防止气栓发生。在抽血后及时快速冲洗时严防气泡进入动脉。

7. 局部包扎不宜过紧，以免影响血液循环。

8. 压力传感器灵敏度高，易损坏。使用时应轻拿轻放，避免碰撞。

9. 测压管留置时间一般不超过 7 天，一旦发现感染迹象，应立即拔除导管。

十五、镇痛泵配液法

【目的】 缓解术后患者急性疼痛。

【用物】 托盘 1 个，一次性镇痛泵 1 套，50ml 无菌注射器 1 个，100ml 生理盐水 1 袋，镇痛药、止吐药若干，砂锯 1 个，碘伏棉签 1 包，无菌小方纱 1 包，垫巾 1 块，手消液 1 瓶。

【用物准备】

1. 操作者洗手，戴口罩。

2. 查对医嘱，在医嘱单相应位置打铅笔勾。

3. 检查药液和生理盐水有效期及质量，有无沉淀、浑浊、絮状物、变色等不能使用的现象。

4. 检查一次性镇痛泵、50ml 注射器及相关无菌物品的有效使用期及包装是否完整。

5. 打开 50ml 注射器外包装。

6. 抽吸生理盐水至要求的刻度。

7. 将药液抽吸至注射器内（弹锯消掰）。

8. 抽毕药液混匀，并排尽注射器内空气，将保护帽套在针头上，针筒放在原注射器包装内。

9. 请两人查对后，弃去空安瓿。

【操作步骤】

1. 注药

（1）确认一次性镇痛泵流速及储液范围，打开包装。

（2）注药前先关闭滑动夹。

（3）打开注药口小帽，将注射器与注入口连接，将药液缓慢注入储液囊。

（4）注药过程中要观察储液囊是否漏液，并且注药时注意药液不要超过所标刻度。

（5）注药后将小帽重新安装在注药口上。

（6）在 PCA 的标签上注明患者科室、住院号、姓名、药物剂量、浓度等信息。

（7）打开滑动夹，等待排气。

（8）待排气完成后，取下输液泵控制阀上的红色卡子，关闭滑动夹，检查有无气泡。

2. 使用

（1）携用物至患者床旁，核对患者信息并解释。

（2）选择离静脉穿刺点最近的三通接口，将 PCA 接头与输液三通连接，将三通方向拧至 PCA 泵入的方向，并打开滑动夹。

（3）将 PCA 固定带固定在病人的肢体上，储液囊应与流速控制器在等高位置，不宜将 PCA 挂高。

（4）嘱患者休息，如有不适及时告知护士。

（5）整理用物，洗手。

（6）镇痛泵使用过程中要定期巡视患者，及时观察不良反应。

【注意事项】

1. 严格无菌技术操作。

2. 遵医嘱配置准确浓度的镇痛泵药液，并在 PCA 泵上贴标签。

3. PCA 泵应连接在离静脉穿刺点最近的三通接口上，以免药液被稀释。

4. PCA 储液囊应与流速控制器在等高位置，不宜将 PCA 挂高。

第二节 技术操作考核标准

一、PACU 患者安全转运评分标准（表 3-1）

表 3-1 PACU 患者安全转运评分标准

操作程序 \ 编号					
着装、仪表、举止符合要求					
洗手，戴口罩					
物品准备齐全					
通知医生评估病人并签字					
通知家属及病区护士					
记录单填写完整、无漏项					
向患者解释					
撤监护电极片、检查整理管路、穿衣、盖被					
核对患者信息及液体和物品					
携带简易呼吸囊和面罩与医生共同转运患者					
口述转运过程观察事项					
入病房后再次核对患者并通知值班护士					

续表

操作程序＼编号					
固定车轮					
检查管路，协助搬运患者，动作轻柔，保护头颈					
与病房护士完整交接病情及护理事项，在电子交班单上审核签名					
交接血制品或是未用药物及患者所带物品					
使用文明用语，操作熟练					
总分					

注：1. 总分 100 分；2. 一般项目不符合要求每项扣 2 分。

二、心电监护考核标准（表 3-2）

表 3-2　心电监护考核标准

操作程序＼编号					
着装、仪表、举止符合要求					
物品准备齐全					
洗手，戴口罩					
携用物至床旁，查对病人信息，解释					
接通电源，打开开关，正确连接心电导线					
选择心电导联，调节波幅					
正确连接血压计袖带，选择测压方式、间隔时间					
正确连接血氧饱和度仪					
口述报警限，并调节					
检查监护仪工作状态，记录监测指标					

续表

编号 操作程序					
向患者交代注意事项					
停止监护仪使用，关闭电源，撤离导线					
整理患者衣物，协助取舒适卧位，洗手					
操作程序熟练，按时完成					
使用文明用语，同病人交流，动作轻柔，姿势得体					
完成时间：5 分钟					
总分					

注：1. 总分 100 分；2. 一般项目不符合要求每项扣 2 分。

三、心肺复苏考核标准（表 3-3）

表 3-3　心肺复苏考核标准

编号 操作程序					
着装、仪表、举止符合要求					
物品准备齐全，持物正确					
拍肩，呼叫病人，呼叫医生抢救，计时（报告：×时×分），准备除颤仪					
移开床头桌，去床挡，去枕，被子折叠于床尾，垫按压板，解开衣扣，松裤带					
触摸颈动脉，同时观察胸廓起伏（计时＜10 秒：1001～1009）报告自主呼吸，颈动脉搏动消失					
胸外按压（放脚凳，找胸骨按压部位，手法，深度＞5cm，频率＞100 次/分），胸外按压 30 次（1～10 下，25～30 下需要数出声）					

续表

操作程序＼编号					
开放气道（仰面举颌法），清理呼吸道，取活动义齿，简易呼吸器通气 2 次，人工呼吸与按压比为 2∶30（儿童 2∶15），连续做 5 个循环，除颤仪到达除颤					
评估：观察复苏有效指征，查呼吸，触摸颈动脉,（计时 10 秒：1001～1010）报告呼吸，心跳恢复，撤脚凳，测血压并报告 80/60mmHg，观察瞳孔、皮肤颜色					
口述：复苏成功、继续给予高级生命支持					
撤按压板，整理衣服，垫枕，盖被，按床挡，移回床头桌，安抚病人					
整理用物，洗手，记录					
完成时间					
扣分					
总分					

注：1. 总分 100 分；2. 一般项目不符合要求每项扣 2 分，气道一次未打开扣 5 分，无效胸外按压扣 50 分；3. 从物品放置于床头柜至报告操作完毕止，完成时间 5 分钟。

四、电除颤术考核标准（表 3-4）

表 3-4　电除颤术考核标准

操作程序＼编号					
着装、仪表、举止符合要求					
物品准备齐全					
检查除颤仪处于备用状态					
固定除颤仪，打开电源开关					

续表

编号 操作程序					
涂抹导电糊					
选择充电量（口述）					
正确放置电极板					
口述：电极板放置位置					
放电（口述：嘱人员离开床旁）					
观察除颤后患者心电示波图形、神志、呼吸、血压					
口述：未成功可再次除颤					
关闭电源，擦净电极板，收好备用					
记录除颤时间、次数、心率转归情况					
整理用物，洗手					
操作程序熟练，按时完成					
完成时间：2 分钟					
总分					

注：1. 总分 100 分；2. 一般项目不符合要求每项扣 2 分。

五、呼吸机连接与故障排除考核标准（表 3-5）

表 3-5　呼吸机连接与故障排除考核标准

编号 操作程序					
着装、仪表、举止符合要求					
洗手，戴口罩					
物品准备齐全					
连接电源、各通气源，打开开关，进行呼吸机自检					

续表

操作程序 \ 编号					
检查螺纹管，与呼吸机连接					
连接模肺，检查呼吸机工作状态、各管路是否漏气					
选择通气模式					
调节潮气量、呼吸频率、吸气时间、氧浓度、吸呼比、设置报警参数					
取下模肺，与患者气管导管连接					
观察胸廓起伏，听诊双肺呼吸音，观察生命体征					
检查参数设置是否正确、各管路是否漏气					
患者体位适宜					
整理用物，洗手，记录					
提问：呼吸机故障原因及处理					
操作程序熟练，知识掌握牢固，按时完成					
完成时间：5 分钟					
总分					

注：1. 总分 100 分；2. 一般项目不符合要求每项扣 2 分。

六、麻醉机的检测及使用考核标准（表 3-6）

表 3-6　麻醉机的检测及使用考核标准

操作程序 \ 编号						
着装、仪表、举止符合要求						
洗手，戴口罩						
物品准备齐全						
钠石灰、吸入药充足						

续表

编号 操作程序						
连接电源、各通气源，打开开关，进行麻醉机自检						
检查螺纹管，与麻醉机连接						
检查麻醉机工作状态、各管路是否漏气						
手动检查麻醉机回路有无漏气						
校准流量传感器						
根据病人调节潮气量、呼吸频率、吸气时间、氧浓度、吸呼比、PEEP 值						
连接模肺，观察麻醉机运行情况						
取下模肺，将螺纹管与患者气管导管连接						
观察患者胸廓起伏，听诊双肺呼吸音，观察生命体征						
按要求摆放患者体位						
整理用物，洗手，记录						
操作程序熟练，知识掌握牢固，按时完成						
完成时间：6 分钟						
总分						

注：1. 总分 100 分；2. 一般项目不符合要求每项扣 2 分。

七、气管导管拔除术考核标准（表 3-7）

表 3-7　气管导管拔除术考核标准

编号 操作步骤					
着装、仪表、举止符合要求					
洗手，戴口罩					

续表

编号 操作步骤					
物品准备齐全					
检查无菌吸痰罐标签，检查生理盐水溶液、启瓶器，注明开瓶时间，倒溶液于吸痰罐内，检查吸痰管型号、有效期					
携用物至床旁，查对病人，解释					
打开吸引器开关，检查吸引器性能，关闭吸引器					
检查并打开吸痰管，戴手套，垫避污纸					
取出痰管并连接吸引器管，调节压力（80～120mmHg）					
湿润吸痰管，先为病人吸气管导管内分泌物，后吸口腔内分泌物					
将吸痰管缠绕在右手与吸引器分离，左手持吸引器管冲洗，关闭负压吸引装置开关					
脱手套，包裹手套					
用简易呼吸器连接气管导管接头，嘱病人吸气，膨胀双肺，膨肺2～3次					
抽吸气管导管套囊内气体					
嘱病人张嘴，拔出气管导管嘱病人有效咳嗽、咳痰					
撤掉垫巾，用纱布清洁患者面部，鼻导管吸氧					
整理用物，垃圾分类放置					
洗手，观察患者生命体征，记录					
操作程序熟练，按时完成					
使用文明用语，同病人交流，持物符合要求，姿势得体，遵守无菌原则					
时间：7分钟					
总分					

注：1. 总分100分；2. 一般项目不符合要求每项扣2分。

八、麻醉机辅助面罩通气考核标准（表 3-8）

表 3-8　麻醉机辅助面罩通气考核标准

编号 操作程序						
着装、仪表、举止符合要求						
洗手，戴口罩						
物品准备齐全						
打开麻醉机进行自检						
检查螺纹管，与麻醉机连接						
调至“手控”模式						
选择合适的面罩，检查有效期，打开与螺纹管连接						
检查各管路是否漏气						
为患者开放气道						
清理呼吸道						
操作者正确放置面罩						
一手扣面罩，一手挤压呼吸囊						
观察患者胸廓起伏、口唇颜色						
观察生命体征，并记录						
整理用物，洗手						
操作程序熟练，知识掌握牢固，按时完成						
完成时间：5 分钟						
总分						

注：1. 总分 100 分；2. 一般项目不符合要求每项扣 2 分；3. 扣面罩过程中漏气扣除 5～10 分。

九、口咽通气道置入术考核标准（表 3-9）

表 3-9　口咽通气道置入术考核标准

编号 操作程序					
着装、仪表、举止符合要求					
物品准备齐全					
洗手，戴口罩					
判断患者意识状态、呼吸情况					
摆放体位					
开放气道					
清除口腔分泌物					
选择合适型号的口咽通气道					
检查有效期，涂抹润滑剂					
口咽通气道置入方法正确					
口述：牙关紧闭者使用开口器和舌钳					
检查口唇，防止挤压					
胶布固定					
吸氧					
观察生命体征，并记录					
整理用物，洗手					
操作程序熟练，按时完成					
时间：2 分钟					
总分					

注：1. 总分 100 分；2. 一般项目不符合要求每项扣 2 分。

十、喉罩置入术考核标准（表 3-10）

表 3-10 喉罩置入术考核标准

编号 操作程序					
着装、仪表、举止符合要求					
洗手，戴口罩					
物品准备齐全					
选择合适的喉罩，检查有效期					
打开喉罩，检查是否漏气					
打开润滑剂，涂抹喉罩（避免涂在开口处）					
携用物至床旁，查对患者信息					
戴手套，摆体位					
开放气道，清除口腔分泌物					
托下颌，撑开口腔，右手握笔式拿喉罩进入口腔					
左手下滑，压住舌体					
向套囊内适当充气（口述喉罩充气量）					
固定喉罩，连接呼吸机					
观察胸廓起伏，听诊双肺呼吸音					
胶布固定喉罩					
脱手套，观察生命体征					
整理用物，洗手，记录					
完成时间：3 分钟					
总分					

注：1. 总分 100 分； 2. 一般项目不符合要求每项扣 2 分。

十一、经口气管插管术操作质量评分标准（表 3-11）

表 3-11　经口气管插管术操作质量评分标准

编号 操作步骤						
着装、仪容仪表、举止符合要求						
物品准备齐全						
洗手，戴口罩						
依次检查各种一次性物品（吸痰管、气管导管、管芯、牙垫、喉镜片）						
正确安装喉镜片，选择合适的气管导管，检查套囊是否漏气，检查管芯，进行塑形						
携用物至床旁，查对病人，并解释						
正确摆放体位，开放气道，清理呼吸道						
正确使用喉镜进入口腔，插管，拔管芯，放牙垫						
口述：成人气管导管距门齿的距离为 22～24cm						
充气管导管气囊						
接呼吸机，听诊双肺呼吸音，判断位置						
胶布固定导管						
整理用物，垃圾分类，洗手记录						
操作程序熟练，按时完成						
时间：7 分钟						
总分						

注：1. 总分 100 分；2. 一般项目部符合要求每项扣 2 分。

十二、微量泵的使用考核标准（表 3-12）

表 3-12　微量泵的使用考核标准

操作程序＼编号					
着装、仪表、举止符合要求					
洗手，戴口罩					
物品准备齐全					
查对医嘱，打勾					
查对药液，选择注射器					
检查相关物品有效期及外包装					
配液，贴标签					
连接微量泵管，排气					
二人查对，将注射器放于微量泵安全支架上					
携物至床旁，查对病人，并解释					
连接电源，遵医嘱设置参数，检查运营情况及有无气泡					
将泵管与输液管三通连接					
核对流速，并解释					
整理用物，洗手记录					
如需停止关闭三通，按下停止键，分离注射器					
关闭电源开关，拔下插销					
整理用物					
完成时间：7 分钟					
总分					

注：1. 总分 100 分；2. 一般项目不符合要求每项扣 2 分。

十三、动脉血气标本采集与分析考核标准（表 3-13）

表 3-13　动脉血气标本采集与分析考核标准

编号 操作程序					
着装、仪表、举止符合要求					
洗手，戴口罩					
物品准备齐全					
检查无菌物品有效期，两人核对，携用物至床旁					
查对患者信息，向病人解释以取得配合					
口述：穿刺部位。选择进针点					
打开动脉穿刺包，铺于穿刺部位下，消毒穿刺部位＞5cm					
取采血针，消毒操作者食指和中指，沿动脉走向穿刺进针					
口述：进针角度					
采取血标本＞1ml，将针头插入橡皮塞内，送检					
按压穿刺部位＞5 分钟，胶布固定					
正确使用血气机操作检测血标本					
整理用物及床单位，洗手					
操作程序熟练，按时完成					
完成时间：7 分钟					
总分					

注：1. 总分 100 分；2. 一般项目不符合要求每项扣 2 分。

十四、有创动脉压监测考核标准（表 3-14）

表 3-14　有创动脉压监测考核标准

操作程序＼编号					
着装、仪表、举止符合要求					
洗手，戴口罩					
物品准备齐全					
检查各项所需物品有效期，常规消毒肝素与生理盐水					
配制肝素液，压力袋充气并口述					
连接压力套装并排气、检查					
向患者解释操作目的及意义					
进行 Allen 试验，并口述试验过程及判断标准					
协助患者取合适体位					
检查动脉穿刺包有效期并打开备用，准备贴膜和胶布					
选择穿刺部位，消毒					
戴无菌手套，铺无菌巾					
穿刺					
妥善固定					
将传感器位置固定于心脏水平位置，归零，连接测压管进行持续测压					
口述注意事项					
洗手记录					
总分					

注：1. 总分 100 分；2. 反复穿刺找血管扣 50 分，一般项目不符合要求每项扣 2 分，口述注意事项少一项扣 2 分。

十五、镇痛泵配液法考核标准（表 3-15）

表 3-15 镇痛泵配液法考核标准

操作程序 \ 编号					
着装、仪表、举止符合要求					
操作者洗手、戴口罩					
物品准备齐全					
查对医嘱，打勾					
检查药液和生理盐水有效期及性质					
检查镇痛泵、空针等有效期					
正确抽吸药液（弹锯消掰）					
确认流速及储液范围，打开包装，关闭滑动夹					
将药液注入储液囊内，观察是否漏夜					
PCA 标签内容正确					
取下红卡子，关闭滑动夹，检查有无气泡					
携用物至床旁，核对，解释					
与病人连接，打开滑动夹和三通					
将 PCA 固定在病人肢体上，与控制器等高					
向患者交代注意事项					
整理患者衣物，洗手					
定期巡视患者，观察不良反应					
操作程序熟练，按时完成					
完成时间：10 分钟					
总分					

注：1. 总分 100 分；2. 一般项目不符合要求每项扣 2 分。

第四章　护理质量标准

第一节　麻醉恢复室基础质量标准

1. 麻醉恢复室护士具备特殊岗位资质要求。

2. 恢复室床单位设备配备合理。

3. 麻醉专科设备配备先进。

4. 护士与重症患者床护比为 1∶1，护士与病情稳定患者床护比为 1∶（2～3）。

5. 麻醉恢复室护士 100%具备大专以上学历，本科学历不低于 50%。

6. 麻醉恢复室护士中高级职称在 30%以上。

7. 有完善的麻醉恢复室管理制度。

8. 有规范的恢复室护理技术规程。

9. 有清晰的恢复室护理工作程序。

10. 有明确的恢复室工作质量标准。

第二节　麻醉恢复室专科护理质量标准

1. 各恢复区环境安静、整洁。

2. 护士仪表整洁，服务热情，礼貌待人。

3. 物品规范放置，标识清楚。

4. 各类规章制度、职责健全。

5. 毒麻药专库专柜，严格双人双锁，各类登记本齐全。

6. 毒麻药管理规范，使用登记记录完整。

7. 急救物品设置合理，班班清点。

8. 无菌物品管理规范未过期。

9. 仪器设备定点放置，使用有记录（图 4-1）。

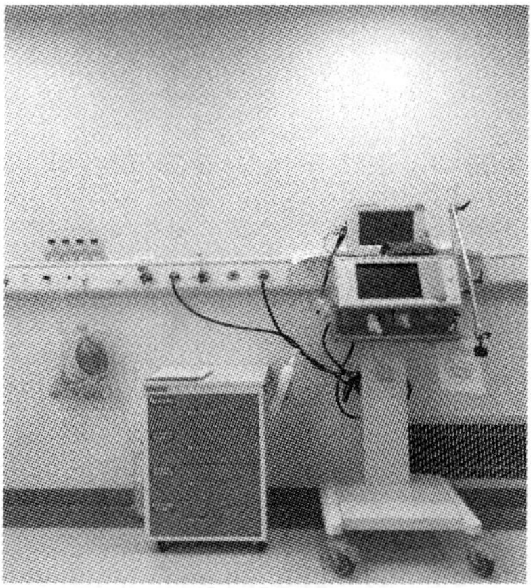

图 4-1　仪器设备定点放置

10. 仪器设备清洁无尘，定期维护，保持性能良好。

11. 护士熟练掌握各种仪器设备使用维护。

12. 一级质控分工明确，按要求进行一级质控记录。

13. 每月组织质量分析会，对质量问题有措施，有改进。

14. 定期组织业务学习，分区护理查房，落实记录。

15. 病区内文件资料登记齐全，保存完整。

16. 定期组织培训突发事件应急预案。

17. 按计划要求落实护理“四生”带教。

18. 认真及时填写学分手册。

19. 护士规范执行手卫生。

20. 患者入室后，快速准确为患者建立有效监测系统。

21. 持病历与巡回护士在患者床旁交接班。

22. 与麻醉医生了解患者病情。

23. 做好恢复室护理评估（皮肤、输液通路、疼痛）。

24. 入室患者有身份“四查”。

25. 与巡回护士仔细交接班（皮肤、各种管道、影像学资料等）。

26. 与巡回护士在电脑上完成手术护理交接班填写。

27. 确定患者各种管道安全固定、通畅、标识清晰。

28. 特殊病情患者，床头有标识卡。

29. 持续监测患者各项生命体征，出现病情变化立即通知医生（图 4-2）。

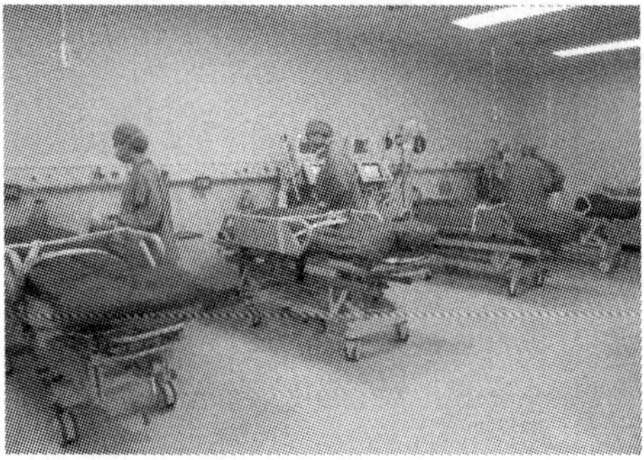

图 4-2　持续监护患者

30. 准确及时记录恢复室护理记录单。

31. 患者卧位舒适、安全，符合护理常规要求。

32. 合理使用约束带。

33. 躁动患者专人护理，保护病人安全。

34. 寒战患者给予加盖暖被或使用暖风机，必要时通知医生给予抗寒战药物。

35. 熟练掌握特殊用药使用方法，严格按照医嘱给药。

36. 用药前两人三查七对，并在抽药注射器上贴好标签，注明药品名称、剂量。

37. 输血前认真查对，核对无误后方可输入。

38. 疼痛患者做好评估，及时心理安慰，必要时通知医生给予药物治疗。

39. 大出血患者立即通知外科医生，备好抢救药物和物品。

40. 病人面部干净整洁，无血渍、污渍。

41. 病人皮肤护理良好，恢复期无破损、压红、水疱。

42. 做好患者术后心理护理。

43. 严格掌握拔管指征，并在医嘱下拔管。

44. 拔管后常规观察至少 15 分钟。

45. 留室时间大于 30 分钟。

46. 出恢复室前麻醉医生充分评估，并记录恢复室出室评分。

47. 运送患者回病房时常规携带简易呼吸器及面罩，必要时携带便携式监护仪、口鼻、通气道、氧气袋。

48. 运送途中严密观察病情变化，确保病人安全转运。

49. 送回病房后与病房护士一同搬运病人过床。

50. 与病房护士详细交班，并在电脑上完成交接班记录填写。

第三节　护理文书书写质量标准

1. 护理文书书写应做到客观、真实、准确、及时、完整。

2. 护理文书书写除特殊说明外，应当使用蓝黑墨水或碳素墨水书写。

3. 护理文书书写应使用中文和医学术语。

4. 护理文书书写应做到书写工整、字迹清晰、表述准确、语句通顺、标点符号正确。

5. 书写过程中不得随意涂改。

6. 护理文书应按照规定的格式和内容书写，并由相应的护理人员签名。

7. 试用期护理人员或进修护理人员书写的护理文书必须经过本科室具有执业资格并经注册的护理人员审阅，并双签名。

8. 护士长有审查、修改下级护理人员书写护理文书的责任。修改和补充时需用红色水笔，修改人员须签名并注明修改日期。修改须保持原记录清晰、可辨。

9. 因抢救急、危重病人未能即时书写护理文书的，须在抢救结束后 6 小时内据实补记，并加以注明。

10. 护理文书纸张规格与医疗记录纸张规格相一致，页码用阿拉伯数字表示。

11. 手术后患者按麻醉恢复室常规护理记录。病情稳定患者 15 分钟记录生命体征一次，病情特殊的患者 5 分钟记录一次，并根据病情变化时随时记录。

12. 麻醉恢复室护理记录单眉栏应填写齐全，并与麻醉单一致。

13. 恢复室护理记录单一式两份，一份放入病历，另一份恢复室保留。

14. 恢复室患者交班单应认真如实填写，内容全面，由恢复室护士与手术室护士当面交接，并双方签字。

15. 恢复室交班单经与手术室护士、病房护士核对签名后打印保存。

第四节　急救物品管理质量标准（参考护理部标准）

1. 急救车放置定位。
2. 急救车清洁整齐。
3. 急救车内有示意图。
4. 物品按图放置有序。
5. 急救车药品与基数相符。
6. 各种标签清楚。
7. 急救车物品数物相符。
8. 护士长每周检查登记。
9. 负责护士每日清点登记。
10. 急救车无过期物品。
11. 急救车无过期药品。
12. 急救车无变质药品。
13. 物品、药品有效期标识准确。
14. 急救车内备有套管针。
15. 急救车内备有注射器、心内注射针。
16. 急救车内备有输液器、三通。
17. 急救车内备有玻璃接头。
18. 急救车内备有头皮针。
19. 急救车内备有网套、胶贴。
20. 急救车内有止血带、垫巾。
21. 急救车内备有碘酒、酒精。
22. 备有一次性换药包或无菌持物钳（浸泡合格）。
23. 急救车内备有污物灌。
24. 急救车内插管物品齐全（气管插管、牙垫、压舌板、导丝、5ml 注射器）。

25. 急救车内备有砂锯、小刀。
26. 急救车内备有消毒干棉签。
27. 急救车内备有复合碘棉签。
28. 急救车内备有止血钳。
29. 急救车内备有纱布、棉球。
30. 急救车内备有开瓶器、胶布。
31. 急救车内备有舌钳、开口器。
32. 急救车内备有喉镜。
33. 急救车内备有宽胶布。
34. 急救车内备有手电筒。
35. 急救车内电池有电。
36. 急救车内备有尿管、尿袋。
37. 急救车内备有听诊器、血压计。
38. 急救车内备有吸氧管、湿化瓶。
39. 急救车内备有吸痰管。
40. 急救车内备有负压吸引瓶、压力表。
41. 急救车内备有绷带、约束带。
42. 急救车内备有固定夹板、无菌手套。
43. 急救车内备有简易呼吸器及面罩（避污保存）。
44. 急救车内按规定备有液体。
45. 电源插板性能良好。
46. 心脏按压板定位。
47. 电动吸引器性能良好。
48. 急救、监护仪器性能良好、放置有序。
49. 急救、监护仪器定期保养、校准并记录。
50. 急救车内备有专科护理用物（呼吸科、耳鼻喉科备气管切开包，消化科备三腔管）。

第五节　麻醉恢复室感染控制质量标准

一、麻醉恢复室常规感控制度

1. 恢复室通常设于手术室准清洁区。

2. 进入恢复室必须按规定换手术衣、长袖衣，更鞋，戴一次性帽子、口罩，着装整齐。

3. 恢复室需保持室温 22～26℃，相对湿度 60%。

4. 地面每日用消毒墩布擦拭一次（保洁）。

5. 通风板每周彻底冲洗（保洁）。

6. 感染控制员每月对恢复室做细菌培养，由手术室统一保存。

7. 清洁、无菌、污染物品按区域分类放置。

8. 无菌操作前后洗手或用手消毒液擦手。

9. 无菌物品开启后注明开启时间及有效期。

10. 护士手卫生落实，洗手方法正确。

11. 呼吸机管路一人一换。

12. 吸氧管一人一换。

13. 吸痰管一次一换，废弃吸痰管处理规范。

14. 各类面罩、通气道一人一换。

15. 简易呼吸器用后消毒并避污保存。

16. 氧气湿化瓶每人一换。

17. 吸引器瓶每日清洗后消毒液消毒（保洁）。

18. 两个护理盘每日消毒。

19. 日常使用血压袖带每日酒精擦拭，每周肥皂水清洗去污。

20. 丁卡因喷雾器接头避污保存。

21. 氧气袋接头避污保存。

22. 病人引流管、尿管有标识和记录。

23. 喉镜片一人一换。

24. 插管管芯一人一根。

25. 麻醉科用无菌包每日主责护士检查，护士长每周五检查。

26. 卫生员每周一消毒无菌柜。

27. 医用冰箱清洁整齐物品分类放置。

28. 垃圾分类明确，管理规范。

29. 电话每日用 75%乙醇擦拭消毒。

30. 纤支镜每次用后洗消消毒，专用消毒柜保存。

二、感染监测登记本齐全

1. 一般医疗用品消毒登记。

2. 传染病、特殊感染病病例报告登记。

3. 各恢复室主责及时正确填写感染控制监测本。

4. 感染监测护士定期监测感染监测记录情况。

5. 感染监测护士落实每周重点工作。

第六节　主动服务质量标准

1. 护士服务热情，积极帮助麻醉医生准备物品。

2. 护士对病人解释耐心，尊重病人。

3. 护士使用文明用语，礼貌待人。

4. 护士了解病人的权利与义务。

5. 护士对待病人做到“七知道”。

6. 护士执行各项操作前主动向病人解释，取得病人合作。

7. 护士对待病人术后提出的问题及时给予反馈。

8. 及时了解患者需求，尽量满足患者需要。

9. 注意保护病人隐私。

10. 送病人时做好与家属的沟通工作。

第七节　麻醉药品和精神药品管理质量标准

1. 麻醉手术中心使用专用库房、保险柜、保险药箱存放药品。

2. 全体医护人员使用统一印制的专账专册记录药品的请领和使用情况，做好交接班登记。

3. 麻醉手术中心按要求安装 24 小时监控装置，设专人负责日常管理和数据保存。

4. 麻醉手术中心按手术间设置保险药箱，各保险药箱基数一致。各恢复室另外设置若干备用药箱，以供外出及急诊使用。

5. 恢复室护士负责麻醉手术中心麻醉药品和精神药品日常管理，负责药品的请领、发放、登记、核对、回收和安全，精神药品实行双人双锁管理（图 4-3）。

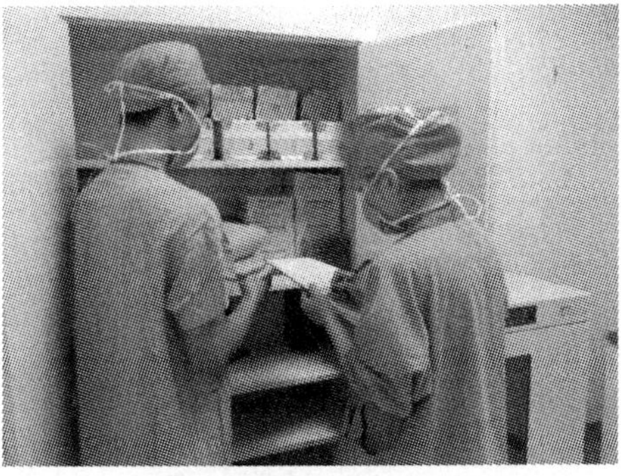

图 4-3　麻醉药品和精神药品双人双锁管理

6. 恢复室使用专用密码柜存放钥匙。

7. 恢复室护士每日专人发放药品，钥匙随身携带。

8. 每日恢复室护士与巡回护士交接麻醉药品时，二人查对，并在《麻醉手术中心麻醉药品和精神药品交接班专用登记本》签名；签名需完整、无误。

9. 恢复室护士每日清点总基数及保险药箱分基数，需账物相符，空安瓿正确，登记完整。

10. 恢复室护士每日查对红处方书写规范，签名齐全。

11. 恢复室护士每日检查《手术间麻醉药品和精神药品使用专用登记表》，记录及签名需齐全。

12. 每日手术室外《麻醉手术中心非手术室麻醉用药记录单》记录齐全，登记完整。

13. 麻醉药品和精神药品管理相关文件保留完整。

14. 药品基数卡完整无损，基数变更时及时换卡。

15. 每周按基数到临床药局清点领药。

第五章　麻醉恢复期各专科患者护理常规

麻醉恢复期是围手术期的重要组成部分。由于麻醉手术的打击，患者机体各系统、器官的功能短时间内仍处于极不稳定的状态，有些生命功能就在临界水平，而且各项保护性反射尚未恢复，统计显示在麻醉恢复室的并发症发生率高达 66%。因此，麻醉恢复期潜在的危险不亚于麻醉诱导。随着现代外科学和麻醉学的快速发展，对麻醉恢复室护士的综合能力提出了较高的要求，麻醉恢复期护理的重要性和规范性也日益突出。麻醉恢复室护士应当熟练掌握麻醉恢复期护理常规及各专科恢复期的护理要点，严密观察病情，及时处理并发症，使患者平稳度过恢复期，安全返回病房。

第一节　麻醉恢复期护理常规

一、迅速建立有效监护

患者手术结束送入麻醉恢复室后，护士应迅速准确地为患者建立有效的监测治疗系统。常规监测包括呼吸、血氧饱和度、心电图、无创血压；特殊监测项目包括有创动脉压、中心静脉压、体温、呼气末二氧化碳、血气分析、凝血功能监测等；维持病人呼吸、循环等基本生理功能处于稳定状态。

二、做好详细交接班

患者监护系统建立后，麻醉医师、巡回护士分别与麻醉恢复室护士交班，麻醉医师需简要交代患者病史、麻醉方法、术中用药、麻醉手术过程中出现的问题及处理、预计苏醒时间等；巡回护士需交接输血输液量、尿量、皮肤、衣物、病历资料、剩余药品、特殊物品等，并进行电子交接班。

三、始终保持呼吸道通畅

无论患者是自主呼吸还是呼吸机支持，护士都需要严密观察患者胸廓起伏、口唇颜色，听诊双肺呼吸音，确保患者有效通气；遵医嘱根据患者的呼吸指征为病人采取正确的氧疗方式；及时吸除患者口腔分泌物和痰液、血块，防止病人误吸；如患者出现舌后坠、喉头水肿等气道梗阻现象，立即采取托下颌、麻醉机加压面罩给氧、置入口咽通气道或鼻咽通气道等紧急措施，并立即通知医生处理。

四、做好患者安全护理

麻醉恢复期患者躁动是恢复期常见并发症之一，尤其以小儿患者最为多见。为保护病人安全，病人入恢复室后常规使用约束带、棉垫固定好上半身；小儿患者需妥善固定四肢，注意打结处一定要垫棉垫，避免患儿躁动时损伤皮肤。患者发生躁动时必须至少 1 名护士专人护理，防止病人发生自我伤害行为。

五、妥善固定各类管道，保持通畅

各专科手术后患者均有不同类型管道，麻醉恢复室护士需熟练掌握各种管道如气管导管、胃管、甲状腺引流管、胸腔引流管、腹腔引流管、尿管、膀胱冲洗管路、关节引流管、输液管路、有创动脉压监测管路等的护理。患者入恢复室后护士应常规检查各管路数量、标识、名称、标注日期；保持通畅并妥善固定，严密观察引流液的颜色、性质、量，发现异常及时汇报医生。

六、皮 肤 护 理

恢复室护士与巡回护士交接班需仔细检查皮肤，如皮肤有压红应及时垫好棉垫，酒精按摩受压部位若有水疱则及时抽吸疱液、消毒包扎。同时在电子交接班记录中详细记录，包括皮肤问题范围、程度、护理措施和转归，送回病房后与病房护士详细交接班，并定期访视。

七、体 位 护 理

恢复室护士遵医嘱为患者采取恰当的体位。经循证研究，患者麻醉恢复期如无特殊体位要求，应常规采取垫枕并抬高床头 15°～30°的低半卧位体位，这有助于患者舒适，减轻疼痛，促进康复。另外有些专科手术应采取相应的专科体位：如小儿扁桃体切除术拔管后取侧卧位或俯卧位有利于分泌物排出；胸科手术拔管后取床头抬高 30°～45°半卧位有利于呼吸和引流；腹部手术拔管后取半斜坡卧位有助于减轻腹壁张力、利于引流；颅脑手术拔管后将床头抬高 15°～30°有助于降低颅内压；骨科术后给患者肢体垫不同体位垫有利于保护患肢，改善末梢循环，加速康复；腹腔镜术后肩背部疼痛病人适当抬高上半身有利于缓解疼痛等。

八、保 温 护 理

麻醉手术后患者出现低温寒战在麻醉恢复期十分常见。首先应维持恢复室环境室温 22～26℃；为患者治疗或护理时尽量避免掀开被子，长时间暴露患者皮肤；病人发生寒战时及时为患者加盖暖被，使用温毯机加温；必要时请示医生给予患者抗寒战药物治疗。

九、疼 痛 护 理

在麻醉恢复期，随着麻醉药物作用的逐渐消失，患者均会感觉到不同程度的疼痛。恢复室护士应首先评估患者的疼痛程度，根据病人对疼痛的反应和耐受程度，通过解释和安慰、分散注意力、更换舒适卧位等护理措施减轻病人疼痛；尽快为病人使用术后镇痛泵，并进行镇痛泵使用指导；若患者疼痛仍未缓解，需及时请示医生给予镇痛药物等相应处理。

十、观察记录麻醉恢复指征

恢复室护士不仅要观察患者的呼吸、循环、意识、肌力、皮肤颜色、出入量、疼痛等生命体征，还需要通过观察瞳孔、神经反射、脉搏、呼吸估计麻醉深度和苏醒时间，并在恢复室护理记录单上准确记录。

十一、及时处理麻醉并发症

麻醉恢复期病人随时都有发生并发症的危险，特别是在进入恢复室时、撤离呼吸机时、拔除气管导管时、出恢复室时、运送途中，这五个重点时期，护士要严密把关；恢复室护士在交接班时就应做好病情评估，采取预见性护理措施；床旁备好抢救物品。以便及时处理并发症、有效配合抢救。出麻醉恢复室前常规观察患者有无声音嘶哑、咽痛等并发症，如有异常，及时向医生汇报处理。

十二、心 理 护 理

恢复室护士与患者沟通时须态度和蔼，使用恢复室规范文明用语。在言语和行动上对病人有爱心、耐心，积极引导，有助于缓解病人的焦虑恐惧心理，增强其对术后康复的信心；对于尚未拔除气管导管的患者，如肌力评估能够书写，护士应为患者提供书写板写出自己的不舒适及需求，并积极协助解决。

十三、拔除气管导管的护理

恢复室护士首先掌握患者拔管指征，汇报责任医生后遵医嘱拔除气管导管。拔管方法为：吸净气管及口腔内分泌物，用简易呼吸器为患者膨肺，将气管导管套囊内气体抽净，嘱患者张口将气管导管拔除，嘱患者有效咳嗽排痰，清洁口腔。需注意吸痰时要彻底，防止病人误吸。

十四、清 洁 护 理

为病人拔除气管导管后，用温水纱布擦拭病人头面部血迹、污迹，用松节油去除胶布印，为病人穿好病号服，整理病人床单位，使病人面貌整洁，清洁舒适。

十五、口 干 护 理

患者因术前禁食水、使用“干燥剂”、术中气管插管导致口腔水分蒸发等原因，拔除气管导管后，患者经常会主诉口干，可给予患者温水或柠檬水口腔喷雾，以缓解患者口腔干燥引发的不适。注意口腔内若有伤口避免使用。

十六、运送途中护理

患者符合出恢复室指征，经麻醉医师评估并签字后，由外科医生及恢复室护士（或运送队护理人员）共同护送患者回病房，并与病房护士交接班。病情较重需长时间监护的患者送入重症监护室继续治疗。运送过程中携带简易呼吸器及面罩，运送途中需严密观察患者生命体征，特别是患者有无呼吸抑制的情况发生，病情危重的患者运送过程中携带便携式监护仪，以便护送途中观察病情。

第二节　麻醉恢复期各专科护理常规

一、骨科疾病麻醉恢复期护理常规

1. 按骨科疾病术后一般护理常规护理。

2. 病情观察：了解患者麻醉方式和术中情况，测血压、脉搏、呼吸、血氧饱和度，密切观察患者生命体征的变化。

3. 观察伤口渗血、渗液情况，以及引流液的量和性质，一旦发现活动性出血情况，立即报告医生进行处理。

4. 密切观察患肢血供、感觉及运动情况，观察患肢末梢循环和感觉，如有异常，及时报告医生。

5. 体位护理：遵医嘱协助患者采取合适体位。

（1）四肢手术后患肢垫软枕给予抬高，高于心脏水平，以促进静脉回流和减轻水肿。患肢制动后，固定患肢于功能位。

（2）膝关节置换术后患者平卧 6～8h，患肢抬高在靠近距小腿关节处垫软枕，使膝关节呈过伸位，患者感疲劳时可撤除软枕将患肢平放于床上以缓解不适；也可在护士的协助下翻身侧卧。

（3）髋关节置换术后患者取平卧位，患肢保持外展中立位，两腿间放置枕头。注意保持髋关节屈曲<60°，术后未经术者同意不可翻身侧卧，防止髋关节脱位。

（4）脊柱手术患者术后平卧 4～6h。

6. 伤口引流管护理：妥善固定，确保装置密闭和通畅。准确记录引流液的性质、颜色及量。如术后持续出血量超过 200ml 以上，应警惕发生继发性大出血的可能，需立即通知医生给予处理。

7. 疼痛：恢复室护士应给予心理安慰，鼓励患者主动活动，在患者翻身、活动、咳嗽时，协助患者保护好患肢以减轻疼痛。患者疼痛剧烈时，遵医嘱给予镇痛药物治疗。

8. 低温护理：骨科手术间温度往往低于 22℃，患者入恢复室后经常发生低温寒战，应及时监测体温，为患者加盖暖被，使用温毯机复温，如寒战持续不缓解，则遵医嘱给予抗寒战药物治疗。

二、泌尿外科疾病麻醉恢复期护理常规

1. 按泌尿外科疾病术后一般护理常规护理。

2. 了解患者麻醉方式和术中情况，观察患者生命体征的变化，持续监测血压、脉搏、呼吸、血氧饱和度。

3. 出血：观察伤口渗血、渗液情况，特别是肾部分切除、前列腺切除术、肾损伤等患者。一旦发现出血情况，立即报告医生进行处理。患者切口渗液过多时应立即更换外层敷料。

4. 引流：观察并记录引流液的量和性质，如短时间内引流量异常增多，则为继发性出血的可能，应积极报告医师处理。

5. 体位护理：麻醉恢复期患者一般采取低半卧位，如需更换卧位，嘱患者尽量采取侧卧位，以利于腔内渗血、渗液的引流，防止血肿、脓肿形成和切口感染。腰麻术后取去枕平卧 6h，以防低颅压性头痛，如发生头痛，可取头低脚高位。

6. 尿管的护理

（1）保持尿管通畅，防止扭曲、受压或脱出。

（2）引流不畅时，报告医生调整尿管的位置，配合医师冲洗尿管或重新置管等处理。

7. 疼痛护理：护士应给予安慰，鼓励主动翻身，咳嗽，协助患者双手按压切口处以减轻疼痛，患者剧烈疼痛时，遵医嘱给予药物镇痛。

8. 恶心、呕吐：患者呕吐时，应夹闭胃管，协助患者头偏向一侧，并及时清理呕吐物。呕吐严重时报告医生。

9. 腹胀：早期腹胀是由于胃肠道蠕动受抑制，肠腔内积气无法排除所致。随着胃肠道功能恢复，肛门排气后症状可缓解。

三、胸外科疾病麻醉恢复期护理常规

1. 按胸外科疾病术后一般护理常规。

2. 严密观察患者生命体征的变化，尤其是血压、脉搏、呼吸、血氧饱和度。听诊双肺呼吸音，遵医嘱给予合适的氧疗，做好低氧血症的护理。

3. 出血的观察：术后应严密观察伤口渗血、渗液情况，观察胸腔引流液、胃液的性质、量和颜色，患者切口渗液过多时应立即更换外层敷料。

4. 患者卧位：术后患者一般采取平卧位，清醒后可采取床头抬高 30°～45°半卧位有利于呼吸和引流。如需更换卧位，嘱患者尽量采取侧卧位，以利于腔内渗血、渗液的引流，防止水肿。

5. 全肺切除术患者应控制输液量，每分钟滴数不超过 60 滴，预防单侧肺水肿。

6. 胸腔引流管护理

（1）保持引流管通畅，不要扭曲、受压或脱出。

（2）引流不畅时，报告医生调整引流管的位置，配合医师进行膨肺、冲洗引流管或重新置管等处理。

（3）观察引流管水柱高度，随患者呼吸应浮动在 4～6cm，如水柱不动或波动高度异常，应报告医师处理。

7. 疼痛：患者疼痛时应给予评估，安慰患者，鼓励患者主动翻身，咳嗽，协助患者双手按压切口处以减轻疼痛，患者剧烈疼痛时，遵医嘱给予药物镇痛。

8. 并发症的观察：观察出血、吻合口漏、感染、心肺功能受损的症状，有异常及时报告医师。

四、普外科疾病麻醉恢复期护理常规

1. 按普外科疾病术后一般护理常规。

2. 术后严密观察患者生命体征的变化，尤其是血压、脉搏、呼吸、血氧饱和度。

3. 观察患者手术切口有无渗血、渗液。一旦发现出血，除药物止血外，必要时准备手术止血。患者伤口有渗血、渗液时，应立即更换敷料。

4. 体位护理：麻醉清醒后，腹部手术患者应取低半卧位或沙滩椅位，以减轻腹部伤口张力，有利于渗出液向盆腔积累，预防膈下脓肿，减少毒物吸收，促进伤口愈合。

5. 引流管护理

（1）引流管固定要稳妥，引流管长度要适宜，以便于患者翻身及轻微活动，防止脱落、扭曲。

（2）保持引流管通畅，使其起到充分引流的作用。

（3）密切观察各种引流液的性质和量，并准确记录。如短时间内引流量异常增多，则有继发性出血的可能，结合患者血压和心率的情况，报告医师并配合对症处理。

6. 术后不适的观察和护理

（1）疼痛：术后患者切口疼痛时，护士应给予心理安慰，鼓励主动翻身，咳嗽，协助患者双手按压切口处以减轻疼痛，患者疼痛剧烈时，遵医嘱给予镇痛药。

（2）恶心、呕吐：因术中麻醉药物的不良反应，多数患者术后会出现不同程度的恶心、呕吐，患者呕吐时，护士应协助患者头偏向一侧，并及时清除呕吐物，呕吐严重时，及时报告医师。

（3）腹胀：术后早期腹胀常是由于胃肠道蠕动受抑制，肠腔内积气无法排出所致。随着胃肠功能恢复，肛门排气后症状可缓解。

五、肝胆外科疾病麻醉恢复期护理常规

1. 按肝胆外科疾病术后一般护理常规。

2. 严密观察生命体征。恢复室护士应了解患者麻醉方式和术中情况，严密观察生命体征，连续监测血压、脉搏、呼吸、血氧饱和度。如术后患者意识恢复延迟，需注意有无肝功能损害、低血糖、脑缺氧、休克等所致的意识障碍。

3. 观察患者手术切口有无渗血、渗液。特别是肝部分切除、胰十二指肠根治术等创伤较大的手术，一旦发

现引流出血，应观察其出血量、速度、血压、脉搏；如有休克征象，立即报告医生及时处理。必要时回手术间探查止血。

4. 肝胆外科引流管的护理：保持腹腔引流管、T 管等各种引流管通畅，防止扭曲、受压或脱出；引流不畅时，报告医生调整引流管的位置，配合医师冲洗胃管或重新置管等处理。密切观察引流液的性质、量和颜色。

5. 体位护理：术后患者一般采取平卧位，清醒后可采取低半卧位，如需更换卧位，嘱患者尽量采取侧卧位，以利于腹腔内渗血、渗液的引流，防止水肿、脓肿形成和切口感染。

6. 术后常见并发症的观察和护理

（1）疼痛：术后患者可出现不同程度的切口疼痛，应给予安慰，鼓励主动翻身，咳嗽，协助患者双手按压切口处以减轻疼痛，患者剧烈疼痛时，遵医嘱给予药物镇痛。

（2）恶心、呕吐：患者呕吐时，应夹闭胃管，协助患者头偏向一侧，并及时清理呕吐物。

（3）腹胀：术后早期腹胀通常是由于胃肠道蠕动受抑制，肠腔内积气无法排出所致。随着胃肠功能恢复，肛门排气后症状可缓解。

六、眼科麻醉恢复期护理常规

1. 按眼科疾病术后一般护理常规。

2. 观察患者生命体征的变化，连续监测血压、脉搏、呼吸、血氧饱和度。

3. 体位护理：术后患者一般采取平卧位，清醒后可采取低半卧位或遵医嘱取俯卧位。拔管后患者头部偏向健侧，避免压迫患侧。

4. 严格掌握拔管指征，遵医嘱拔除气管导管，为患者操作时动作要轻柔，避免引起躁动、呛咳、呕吐。

5. 因人体眼部血管神经分布丰富，因此麻醉恢复期要求病人充分镇静合作，防止因过度刺激、血压增高，而引起眼内压增高，导致出血。

6. 观察患者眼部伤口敷料包扎松紧是否合适，及时了解患者有无不适。

7. 认真观察伤口渗血情况，嘱患者不能抓伤口敷料。

8. 定时与患者交流，及时观察患者意识状态。

9. 加强患者心理护理，使其配合治疗操作，顺利度过麻醉恢复期。

七、耳鼻咽喉科麻醉恢复期护理常规

1. 按耳鼻咽喉科疾病术后一般护理常规。

2. 观察患者生命体征的变化，连续监测血压、脉搏、呼吸、血氧饱和度。

3. 与巡回护士详细交接班，了解患者术中情况，严格交接患者术后有无填塞纱布或棉球等医疗敷料，防止术后阻塞呼吸道。

4. 保持呼吸道通畅，严格掌握拔管指征，患者完全清醒，吞咽反射恢复后方可拔除气管导管，拔管前吸净患者气道分泌物。

5. 腭咽成形术由于伤口在气道内，需密切观察患者有无出现呼吸道水肿梗阻、咽部渗血等情况，严格掌握拔管指征；必要时遵医嘱保留气管导管送回病房。

6. 血管瘤切除术出血较多，需密切观察伤口渗血情况，渗血量多时及时通知医生处理。

7. 鼻腔手术渗出的血液常被病人咽入胃内，容易引起拔管后呕吐或误吸，要求拔管前后要彻底吸净口腔内分泌物及血块。

8. 腺样体扁桃体切除术患儿分泌物较多，拔管后取侧卧位或俯卧位，以保证分泌物及时流出口外，防止潴留在咽部，刺激声门引起误吸。

9. 面神经手术病人拔管后观察术侧面肌是否抽动，两侧面肌是否对称，如有异常及时报告医生。

10. 聋哑病人必须专人护理，密切观察病情，通过手势、口形积极与病人交流，使病人配合治疗护理，保证病人安全。

八、口腔科麻醉恢复期护理常规

1. 按口腔科疾病术后一般护理常规。

2. 观察患者生命体征的变化，连续监测血压、脉搏、呼吸、血氧饱和度。

3. 与巡回护士交接班，了解患者术中情况，严格交接患者术后口腔内有无填塞纱布或棉垫等医疗敷料，防止术后阻塞呼吸道。

4. 充分评估患者苏醒情况，在患者床旁备好抢救用物及插管辅助工具，如纤支镜、可视喉镜等。

5. 口腔手术紧邻呼吸道，且手术时间长、创面大，属于高风险拔管。要求严格掌握拔管指征，拔管时需吸净口腔内分泌物。部分困难气道患者必要时遵医嘱保留气管导管送回病房。

6. 术后分泌物、血液或手术创伤对咽喉部的刺激及麻醉药物的不良反应均可引起术后呕吐，因此要做好术后呕吐的护理，防止误吸。

7. 检查脸部、颌面部包扎是否合适，及时了解患者不适；观察伤口有无活动性出血，并及时通知医生处理。

8. 做好患者疼痛护理，良好的术后镇痛可以减低创面应激反应及对免疫功能的抑制，促进恢复。

九、神经外科疾病麻醉恢复期护理常规

1. 按神经外科疾病术后一般护理常规。

2. 病情观察：患者入恢复室后，应向麻醉医师和外科医师了解术中情况。立即给予测量血压、脉搏、呼吸、血氧饱和度，观察意识、瞳孔及肢体活动的变化。如发现患者意识由清醒转入昏迷、双侧瞳孔不等大、一侧肢体偏瘫、血压偏高、脉搏和呼吸减慢等，有可能发生术后血肿或脑水肿，应立即报告医师，并做好抢救准备。如为颅后窝手术患者，要密切观察呼吸的变化，测量呼吸时要数 1 分钟。

3. 保持呼吸道通畅：及时清理气管及口腔分泌物，观察呼吸的幅度和频率，注意有无呼吸困难、发绀、痰鸣音等。

4. 术后应严密观察伤口渗血、渗液情况，若过多应及时更换外层敷料，并报告医生，检查伤口有无裂开，对于椎管内脊髓手术患者，术后伤口剧烈疼痛，提示术后出血的可能，应予以重视。

5. 引流：各种引流管要妥善固定好，防止脱出，翻身时注意引流管不要扭曲、打折。注意引流袋高度，观察并记录引流液的性质、量和颜色，如短时间内引流量异常增多，则有继发出血的可能，结合患者血压和心率情况，报告医师并配合对症处理。

6. 卧位：麻醉未清醒前，应取平卧位，意识清醒血压平稳后，宜采用头高位，抬高床头 15°～30°，以利于颅内静脉回流，降低颅内压。

7. 术后不适的观察和护理

（1）疼痛：有头痛、烦躁不安的患者，要检明原因后再给镇痛药或镇静药。

（2）恶心、呕吐：协助患者头偏向一侧，并及时清理呕吐物。呕吐严重时报告医师。

（3）癫痫的观察：手术前有癫痫或手术部位在中央回及颞叶附近者，术后应观察有无癫痫发作，注意患者安全，定时给抗癫痫药。

十、妇产科术后麻醉恢复期护理常规

1. 按妇科疾病术后一般护理常规。

2. 病情观察：患者入恢复室后，应向麻醉医师和外科医师了解术中情况。立即测量血压、脉搏、呼吸、血氧饱和度。

3. 全麻患者应观察意识恢复情况，硬膜外麻醉患者应观察麻醉平面和下肢感觉、运动神经恢复情况。

4. 妇科大手术患者入恢复室后，密切观察病人血压，5 分钟测量血压一次并详细记录，若有异常提示有出血倾向，应增加监测频率。

5. 观察腹部切口有无出血、渗液，敷料是否干燥，包扎是否完好固定。

6. 观察阴道分泌物的量、颜色、性质以判断伤口的情况。

7. 观察术后各引流管、负压吸引管是否通畅，引流物的量、颜色及性质，特别要观察尿量、性质、颜色以判断手术有无损伤膀胱。

8. 做好疼痛护理，正确评估患者疼痛程度、性质，遵医嘱及时给予止痛处理，并观察缓解程度。

9. 做好心理护理。女性患者情绪比较敏感，心理比较脆弱，恢复期常有焦虑、恐惧、多疑、哭泣等行为表现。恢复室护士应为病人提供安静、舒适的恢复室环境，言语和谐，操作轻柔，给予患者体贴、同情的心理护理，减轻病人的焦虑心理，引导患者配合操作，促进康复。

十一、血管外科疾病麻醉恢复期护理常规

1. 按血管外科疾病术后一般护理常规护理。

2. 生命体征观察：严密监测生命体征的变化，包括血压、脉搏、呼吸、心电图、血氧饱和度、动脉血气分析等，并根据监测指示给予处理。意识的观察对颈部大血管手术极为重要。出现意识改变时，应观察是否有脑动脉血栓形成或栓塞，并及时给予处理。术后应保持血压稳定，如有低血压，应结合意识、尿量、末梢循环变化，予以相应处理。如血压偏高、肢体冰冷、发绀等，考虑血容量不足，可以应用血管扩张药。

3. 血管通畅度观察：动脉或静脉重建术后，必须仔细观察肢体的血液循环状况，了解血管的通畅度，重视患者的主述，密切观察有无血栓形成。

4. 手术切口观察：手术后应观察切口有无出血、渗液及感染等征象。

5. 尿量的观察：预防和警惕术后肾衰竭极为重要。术后保留尿管，观察尿量变化，准确记录 24h 尿量。

6. 疼痛的护理：术后患者切口疼痛时，护士应给予心理安慰，鼓励主动翻身、咳嗽，协助患者双手按压切口处以减轻疼痛，患者疼痛剧烈时，遵医嘱给予镇痛药。

7. 引流管的护理：引流管固定要稳妥，引流管长度要适宜，以便于患者翻身或轻微活动，防止脱落、扭曲。定时更换引流管。

8. 卧位：患者未清醒时应采取平卧位；颈部血管重

建术者，头部置于正中央；四肢动脉术后，应取平卧位或低半卧位；术后需抬高患肢，使肢端高于心脏 20～30cm，利于静脉回流。

9. 防止血栓形成和栓塞：密切观察患肢皮肤颜色、温度、足背动脉搏动等情况，注意体位正确，及时应用抗凝药物，鼓励患者进行床上肌肉伸缩锻炼。

十二、小儿外科术后恢复期护理常规

1. 按小儿外科疾病术后一般护理常规。

2. 观察患者生命体征的变化，连续监测血压、脉搏、呼吸、血氧饱和度。

3. 妥善固定输液管路，保持输液管道通畅，严格记录出入量。

4. 注意交接班，做好皮肤护理。

5. 由于小儿呼吸道尚未发育完全，需特别注意保持患儿呼吸道通畅，防止低氧血症的发生；床旁备好小儿面罩、喉镜、吸痰管等急救插管物品。

6. 小儿患者拔除气管导管属于高风险拔管，应严格掌握拔管指征，在医生指导下拔除气管导管。

7. 小儿患者分泌物较多，需及时吸去分泌物，拔管前后彻底清理气管、口腔分泌物，防止误吸、发生呼吸道梗阻危险。

8. 对于躁动患儿做好安抚和心理护理。专人护理防止各类管道滑脱，患儿磕伤。

9. 采取低流量（2L/min 以下）鼻导管吸氧，避免氧流量过高给患儿造成不适和不良后果。

10. 患者采取仰卧位时，用棉垫将肩部抬高，头部后仰，有助于保持呼吸道通畅，如有舌后坠需要置入口咽通气道。

11. 定时检查患儿皮肤，骨突处垫好海绵垫。

12. 准确记录患儿出入量，遵医嘱补液。

13. 护送哭闹患儿返回病房时，需专人护理，严防磕碰坠床。

附：麻醉恢复室出入室标准

1. 麻醉恢复室入室标准

（1）全身麻醉术后病人（带有气管导管）。

（2）手术间拔除气管导管后，病情不稳定或出现麻醉后并发症的病人。

（3）阻滞平面较高有可能出现呼吸循环并发症的椎管内麻醉病人。

（4）急诊全麻术后病人。

（5）意识未清醒的基础麻醉病人。

（6）其他不适于立即送回病房的术后病人。

2. 麻醉恢复室出室标准

（1）肌力：能活动四肢与抬头。

（2）呼吸：正常的呼吸与咳嗽。

（3）循环：循环稳定，与术前相比＜±20mmHg。

（4）SpO_2：吸空气下＞92%。

（5）神志：神志清醒。

（6）对于 PACU 评分≤5 分，经治疗无改善迹象的病人，应转入 SICU。

第六章　麻醉恢复室常见并发症护理

患者进入麻醉恢复室，麻醉和手术虽然结束，但手术麻醉对患者的生理影响并未完全消除，各种保护性反射仍未完全恢复，常易发生气道梗阻、通气不足、呕吐、误吸、循环功能不稳定、疼痛、寒战、认知障碍等并发症。要求麻醉恢复室护士时刻保持高度警惕，密切观察病情，做好预见性护理准备。及时准确地配合医生处理各类并发症，确保患者安全度过麻醉恢复期。

第一节　呼吸系统并发症

各种原因的呼吸道梗阻和呼吸道高敏反应均可造成通气障碍，若处理不及时或处理不当，易导致不同程度的低氧血症与二氧化碳潴留，严重者可死亡。全麻术后常见的呼吸道梗阻有舌后坠、呼吸道分泌物阻塞气道、反流与误吸、喉痉挛及支气管痉挛、声门水肿等，其他呼吸系统并发症还有低氧血症、高碳酸血症、呼吸遗忘等。

1. 呼吸道梗阻

（1）舌后坠：由于患者个体差异及手术、麻醉因素的影响，使全麻苏醒期患者体内镇静药、镇痛药、全麻药及肌松药尚有残留，容易发生下颌骨及舌部肌肉松弛。仰卧位患者舌体受重力作用发生舌后坠。

患者发生舌后坠时，可通过是否有鼾声做出直接判断，但一些严重舌后坠患者，呼吸道发生完全阻塞时，可无鼾声。所以在患者入PACU后，应首先评估患者发生舌后坠的风险，如肥胖、尚未完全清醒患者；同时要严密监测患者各项生命体征，观察患者呼吸运动及面部外观，当发现患者有舌后坠的征兆时，可通过以下措施预防及避免：唤醒患者；使患者头偏向一侧并处于后仰位；放置口咽或鼻咽通气道，必要时可使用舌钳；托起下颌，开放气道行面罩通气。通常以上方法可缓解并解除舌后坠，保证患者氧供。

（2）分泌物阻塞气道：术中由于麻醉药物的使用（如对气道有刺激性的麻醉药）、手术种类及手术操作的影响（如耳鼻喉科手术）、患者的自身因素（如老年患者由于长期卧床排痰欠佳或患有呼吸系统疾病），会使术后患者呼吸道分泌物增加。对于这类患者，在交接过程中应首先充分询问了解患者的病史、一般状况、手术种类及方式、麻醉药物的使用情况，评估患者苏醒程度。PACU 中常规配备抗胆碱类药物及负压吸引装置、吸痰工具等。拔除气管导管时，要求护士彻底吸除气道内分泌物，清理呼吸道，拔除气管导管后，应鼓励患者咳痰并及时清除分泌物，以确保患者气道通畅。

（3）反流与误吸：全麻期间抗胆碱类药、阿片类药、全麻药及肌松药的使用可使贲门括约肌松弛，对于饱胃患者或行腹腔镜手术患者，更增加了胃内容物反流风险。对于这类患者，一定要将头偏向一侧；对于已发生呕吐者，应迅速吸净口腔、气管内分泌物，遵医嘱给予止吐药，必要时可行呼吸支持。

（4）喉痉挛与支气管痉挛：对于患有呼吸道疾病如哮喘、慢性支气管炎、过敏性鼻炎的患者，气道对外来异物呈高敏状态。在进行气管插管或拔管、放置口咽通气道、吸引口腔分泌物或分泌物及反流的胃内容物刺激喉部时，可发生喉痉挛与支气管痉挛。因此，PACU 要常规配备面罩、气道解痉药物及环甲膜穿刺包，对于症状不明显的患者，若存在以上高危因素，则要严密监测，观察患者呼吸运动过程中是否存在喉鸣音，是否有呼吸不畅及呼气时间延长、费力。同时观察患者血压、心率及心电图的变化。轻度喉痉挛在解除局部刺激后可缓解，较严重者应及时面罩加压给氧，甚至行环甲膜穿刺给氧，必要时再次行气管插管。

（5）声门水肿：插管损伤、头颈部手术操作、剧烈咳嗽胃内容物反流刺激等均可引起声门水肿。表现为吸气相的喘鸣音及胸骨上窝凹陷等。小儿患者经常发生声门下水肿，诱因包括气管导管型号过大、气囊充气过度及近期患上呼吸道感染等。

处理：面罩给予患者经过加温和湿化的 O_2，遵医嘱给予 25%肾上腺素吸入及激素。

如以上措施无效，应立即重新插管以解除梗阻。

2. 低氧血症　低氧血症是指在吸入空气的情况下 $SpO_2 \leqslant 90\%$，持续时间 15 秒以上者，而 $SpO_2 < 85\%$则为严重低氧血症。多种原因可导致低氧血症，如肺内右向左分流、通气/血流比例下降、吸入氧浓度过低、插管过深等。

处理：持续监测患者脉搏氧饱和度，机械通气提高呼吸机氧浓度，若证实导管过深则退管调整至合适位置。

3. 高碳酸血症　腔镜手术患者多发生高碳酸血症，主要因体内 CO_2 蓄积，其他原因有中枢性呼吸抑制、上呼吸道阻力增加、肺顺应性降低、呼吸肌功能减退等。

处理：保持呼吸道通畅，适度增加呼吸机潮气量过度通气，解除气道痉挛，必要时遵医嘱给予拮抗剂等。

4. 呼吸遗忘　术后大量应用阿片类药物，使患者在术后 2 小时内极易发生呼吸遗忘，其是少数麻醉药物的不良反应。在麻醉苏醒期间比较安静的患者可能存在的隐患远远大于烦躁的患者。经常呼叫熟睡尤其发出鼾声的患者，主动询问其不适，用简单的指令性动作，如抬腿、举手等方法判断患者的清醒程度。如呼吸遗忘导致低氧血症，应适当给予阿片类拮抗药物，但需谨慎使用剂量过大会引起患者烦躁。

第二节 循环系统并发症

麻醉苏醒期，患者由麻醉状态恢复至清醒状态，生命体征波动较大，在监护中应尤其注意。较常见的循环系统并发症有低血压、高血压及心律失常。围术期麻醉、手术及患者三方面因素都可能引起患者血压升高或降低，甚至持续至苏醒后，因此与麻醉医师交接患者时，要仔细全面地询问麻醉前及麻醉中患者血压、心率及心电图是否有异常。监护患者生命体征过程中应不时询问患者有无头痛、头晕、恶心、胸口憋闷等不适。对于有循环系统基础疾病的患者，要缩短定期监测血压的时间，依照麻醉医师医嘱，备血管活性药物，必要时请心内科医师会诊并在场监护。

1. 低血压　低血压是指血压降低幅度超过麻醉前20%或收缩压降低达 80 mmHg（1 mmHg=0.133 kPa）。

围手术期引起低血压的常见原因有血容量不足、体液丢失过多、心功能下降、体循环阻力下降、心律失常等；麻醉药物往往有抑制循环的不良反应，术后患者体内某些全麻药物残留，也会引起低血压；另外袖带过宽、传感器不准等也会引起低血压假象。对于发生低血压的患者，应实时记录患者血压变化情况，按需调整液体滴速；严密观察引流袋内引流液量，发现手术切口大量渗血时，及时向手术医师及麻醉医师反馈以做进一步处理；同时稀释麻黄碱、盐酸去氧肾上腺素、多巴胺等升压药以备用。必要时可行中心静脉插管和肺动脉导管监测指导治疗。

2. 高血压　高血压是指血压升高超过麻醉前 20% 或血压升高达 160/95 mmHg 以上，血压过高是指血压升高超过麻醉前 30 mmHg。术后引起患者血压升高的常见因素有疼痛刺激、低氧、被动体位、躁动、术中补液过多过快等。

对于高血压的处理，应首先查明原因，对症处理、如疼痛、管道刺激等，应解除相应不良刺激；如高血压持续存在，应给予适量镇痛药、吸氧、调慢液体滴注速度；若血压下降不理想，应遵医嘱予乌拉地尔、尼卡地平等降压药，并注意观察血压变化。对术前无高血压病史，而全麻术后发生血压升高的患者，切忌盲目降压，只有在镇静、镇痛排除原因的基础上血压居高不下继续上升者，才考虑降压药，并且使用降压药物时应密切观察血压变化，直至安全范围。

3. 心律失常　麻醉苏醒期发生血压波动的同时，往往伴随着心率的改变，甚至出现心律失常。心动过速可因疼痛、躁动、低血容量、低氧血症等引起。可针对原因予镇痛药、吸氧、加快补液等措施。心动过缓常见于体温下降、低氧血症、药物等的作用，可予阿托品进行处理。PACU 护理人员应严密监测患者心电图的变化，同时结合患者的感受及现有症状及时发现异常状况，在第一时间内向麻醉医师反映情况，必要时做全导联心电图或行血气分析等，及时发现及时处理，避免严重心脏不良事件的发生。

第三节　消化系统并发症

术后恶心呕吐（PONV）也是全麻术后较常见的并发症之一。麻醉中使用的阿片类镇痛药能不同程度地产生恶心、呕吐等不良反应，此外手术操作、患者个体差异等因素也会引起恶心、呕吐。

全麻术后患者拔除气管导管后应常规行面罩或鼻导管吸氧，同时将患者头偏向一侧，对于有恶心感但仅干呕的患者应鼓励其均匀平静呼吸并放松，备好擦拭用品及吸引工具，对于较严重的 PONV，可以在麻醉医师的指导下，使用不同种类止吐药物，以预防和治疗 PONV 的发生。常用的有 5-TH 受体拮抗药、抗组胺类和吩噻嗪类药物。亦可以在配制 PCA 泵时常规加入止吐药物。

第四节　其　　他

1. 疼痛　疼痛是术后最常见的并发症。早在 2001 年 WHO 就将疼痛列为继体温、呼吸、脉搏、血压之后的第五生命体征。术后疼痛主要是指因手术创伤所造成的刀口及创面疼痛，属于急性疼痛。手术后疼痛会引起机体一系列病理生理的改变，包括血压升高、心动过速、心律失常；肺通气功能下降；疼痛可引起交感神经系统兴奋而反射性地抑制胃肠道功能，出现胃肠绞痛、腹胀、恶心、呕吐；此外，患者还会出现失眠、焦虑等精神症状，不利于患者术后恢复。

随着社会的进步，患者对围手术期的舒适感有了更高的要求，其中之一就是希望能最大限度地减轻疼痛。所以术后镇痛就成为术后麻醉护理的关键词。

进入 PACU 的全麻术后患者，首先应观察其面部表情，并询问是否有不适，根据视觉模拟评分（VAS）或患者口述采取相应措施。对于轻度痛的患者可以通过心理暗示、听音乐、鼓励患者均匀呼吸、放松、想象一些美好事物、坚定信念、战胜病痛等方法，转移患者注意力，以减轻疼痛感；对于中度痛无 PCA 泵的患者，可以遵医嘱给予安全剂量范围内的非阿片类止痛药，将患者的疼痛降至最低。对于安置 PCA 的患者，应耐心向其交代 PCA 泵的作用及正确使用方法（将患者送出 PACU 后，应再次向患者及其家属交代）；对于重度痛，即使安置 PCA 患者也无法忍受的疼痛，可以追加非阿片类药物，或在连接 PCA 泵时即使用负荷量的镇痛药。若无效，可以给予最低有效镇痛浓度（FMEAC）的阿片类药物，同时严密监测患者生命体征，警惕呼吸抑制等危险的不良反应。对于依然无法镇痛者，可以由麻醉医师行神经阻滞等疗法。

2. 躁动谵妄　麻醉苏醒期的躁动与麻醉药的作用、术后疼痛、导尿管、气管插管的刺激、低氧、体位限制，或是头面部手术中创伤及敷料对口腔、鼻腔的填塞，使患者无法像术前那样自由呼吸或行动，不可避免地引起患者烦躁，发生躁动。

躁动的主要表现为无意识的身体及肢体扭动、躁动不安、哭闹、呛咳、屏气、心率及血压波动；小儿患者、腹部手术、静吸复合麻醉、成年人、男性患者、术后未采用镇痛措施、保留尿管的男性患者等易发生躁动。

患者躁动不安时，要求护士专人床旁护理，首先应约束好患者，防止坠床意外发生，然后寻找原因，对症处理。同时心理护理的作用也很重要，应及时向患者交代病情及手术操作的需要，态度要亲切和蔼，能够从与患者的眼神交流及语言交流中使患者对医护人员产生信任感和安全感，使其接受并配合护理。指导患者如何呼吸，保证呼吸道通畅，及时清除口腔分泌物，在吸痰的过程中动作要轻柔，以免刺激患者加重烦躁程度，并在麻醉医师指导下给予镇痛药物，严密观察各引流装置，防止牵拉或脱出。对于发生谵妄不予配合的患者，应遵医嘱给予氟哌利多等镇静药物。

3. 低温寒战　围手术期由于补液、大量失血、大量输血、术中冲洗切口、手术室室温过高或偏低及患者低血糖反应、术中发汗等原因可引起患者体温改变。

PACU 中常见患者由于体温降低而发生寒战。因此 PACU 应保持适宜的温度，检查手术部位或皮肤的过程应迅速而有效，以避免患者不必要的暴露；对主诉寒冷的患者应加盖暖被，必要时使用加热设备（温毯机）；采取以上措施还未缓解者，可遵医嘱静脉滴注盐酸哌替啶进行药物治疗。

4. 苏醒延迟　少数患者在全麻停止 2 小时后仍对唤醒无反应，即苏醒延迟。常与麻醉药物过量、肌松剂残留、手术时间短、肝肾患者代谢功能降低等有关。由麻醉镇痛药、镇静药和抗胆碱能药引起的中枢神经系统抑制可以用特定的拮抗剂来拮抗。应给予严密监测，详细记录并观察用药后的反应。

总之，麻醉恢复期是手术结束后麻醉并发症的高发期。手术结束后数小时内麻醉药、肌松药的作用尚未完全消失，患者的保护性反射也未完全恢复。我们 PACU 能为所有麻醉和镇静患者的苏醒提供良好的密切监护，能够迅速发现和处理术后各种并发症，并能安全有效地控制术后疼痛。这对降低麻醉手术风险率起到无可替代的作用。

第七章　患者安全与风险管理

第一节　护理安全管理规定

1. 护理管理者应有计划地组织护理人员业务学习，强化专业技术训练，定期进行护理理论知识和技术操作考核，提高护理人员业务水平；定期组织法律法规及规章制度学习，提高护士的安全意识和防范风险的能力；严格护理质量控制，不断提高护理质量。

2. 护士长做好病区管理，保证病区环境安全，使各项护理物品、药品处于良好备用状态；急救仪器设备状态良好；合理安排各班人次，适应临床护理需求。

3. 护理人员严格遵守各项规章制度，认真执行护理技术操作常规，保证用药与护理操作安全，严密观察患者病情，做好护理记录。对高危患者及时采取安全防范措施。以防坠床、意外拔管、皮肤损伤等情况发生。

第二节　应急预案及处置流程

一、突发火灾应急预案（表 7-1）

火情处置原则：判断火情、启动预案；疏散病员、同时报告；视情灭火、保护病历；救命第一、降低损失。

1. 判断火情、启动预案：迅速报告麻醉手术中心领导、护士长；报告院总值班室或应急指挥中心电话。

2. 疏散病员，同时报告：不要乘坐电梯，可走安全通道。

疏散病人：由在场的医生或高年资人员指挥、就地取材，可用手术床、平车、轮椅等工具将患者疏散到安全区域。

同时报告：一般火情（灭火器），重大火情（调配人力、组织撤离）。

3. 视情灭火、保护病历：尽量抢救贵重仪器设备及重要科技资料。

4. 救命第一、降低损失：使用呼吸机者需用简易呼吸器维持呼吸。

严禁医务人员丢弃病人先行撤离。

表 7-1　突发火灾应急预案

（1）立即呼叫，组织灭火
（2）尽可能切断电源，撤除易燃易爆物品
（3）根据火情，使用灭火器材
消防栓、灭火器使用方法：
灭火器：用于火灾初期——定期检查效期、压力（绿区）
使用方法：提、拉、瞄、扫、压
消火栓：用于火灾中后期
【细管：消防自救卷盘】长 20 米，用于高处远处火源灭火
转出卷盘、取出水管、打开开关、跑至失火地点、打开小开关
【粗管：高压自救水龙】长 25 米，用于近处低处火源灭火
一人操作：
卡口接法：凹凸对正，平齐后，旋转至紧
连接水龙带及水龙头；拉直水龙软带（平顺、勿打折）跑至失火地点，放下水龙头；返回打开开关；再次跑至失火地点，持水龙头喷水。
二人操作：（最好两人操作）
一人（甲）：连接水龙带及水龙头，拉直水龙软带（平顺、勿打折）跑至失火地点，持水龙头喷水

续表

一人（乙）：连接水龙带及出水口，待甲到达失火地点后打开开关
【注意】
①报警提示
· 烟感报警：自动喷淋
· 走廊火情报警：击碎玻璃、按钮
· 消火栓内报警器：击碎玻璃、按钮——同时加大水压
②水龙带卡口必须拧紧、平顺

二、突然断电的应急预案

1. 如果突然遇到意外停电、跳闸等紧急情况，恢复室护士应立即打开应急照明灯或采用手电照明。

2. 迅速报告麻醉手术中心领导、护士长，报告院总值班室或应急指挥中心电话。

3. 启动备用电路，暂停操作。

4. 立即与有关部门联系，迅速采取各种措施，尽快恢复通电。

5. 对正在使用呼吸机、监护仪等的患者，应及时启动应急程序，使用带蓄电池的仪器。使用呼吸机的患者，护士应携带简易呼吸器到患者床前，为患者进行人工通气，同时观察输液泵、注射泵等工作情况，积极采取补救措施，保护患者的安全。

6. 当呼吸机不能正常工作时，应立即停止应用呼吸机，迅速将简易呼吸器与患者呼吸管道相连，用人工呼吸的方法调整患者呼吸；如果患者自主呼吸良好，应给予鼻导管吸氧；严密观察患者的呼吸、心率、面色、意识等情况。

7. 需紧急吸痰时，采用吸痰管连接注射器吸痰。

8. 需紧急药物治疗时，严格做好二人查对，遵医嘱用药。

9. 确保静脉通路的安全、通畅，控制输注速度。

10. 护理人员应遵医嘱给予患者药物治疗，严格落实查对制度。

11. 恢复供电后详细记录停电经过及患者生命体征。

三、停水应急预案

1. 接到停水通知后，恢复室护士提前做好各项准备工作：准备充足的饮用水和日常用水。

2. 突然停水时，当班人员应及时关闭相关设备仪器，立即报告护士长，联系相关部门，询问停水原因及恢复供水时间，并采取相应的措施。

3. 重点用水部门日常应配备相应的储水设备，以备紧急情况下使用。

4. 停水期间加强病人的监护及巡视，以及时发现问题并进行处理。

四、突发地震应急预案

1. 当地震突然发生时，恢复室值班人员应当冷静面对，密切配合。

2. 尽快获取医院或上级的通知，确认信息是否准确。

3. 确认地震消息后，及时报告病区护士长、科主任及临床部领导，按上级要求实施调配方案。

4. 关闭电源、水源、气源，尽力保障人员生命及国家财产安全。

5. 恢复室护理人员坚守岗位，按急救原则保护患者，安抚患者情绪，避免紧张混乱。

6. 组织在岗医务人员通过安全通道有序疏散患者，至少 1 名医护人员看护 1 名患者。避免拥挤，将患者转移至安全地区，对于使用呼吸机患者应使用便携式呼吸机或简易呼吸器，保证患者呼吸通畅、静脉输液通畅。地震停止后，继续监护病人。

7. 紧急情况不能撤离时，叮嘱在场人员及病人寻找有支撑的地方坐下，保护好头颈。

8. 备好急救器材和药品，组织转运危重患者。

9. 药品管理护士保护毒麻药品，保护好病历资料。

10. 仪器管理护士保护仪器，防止混乱发生。

五、呼吸机使用过程中发生故障的应急预案

1. 在患者使用呼吸机过程中，如遇呼吸机不能正常工作，护士应立即分离呼吸机与气管导管连接口，同时严密观察患者的呼吸、心率、面色、意识和血氧饱和度。

2. 立即通知相关责任医生，并根据患者情况给予气管插管内吸氧，或用简易呼吸器辅助呼吸。

简易呼吸器的使用方法：一只手规律性地挤压球体，将气体送入肺中，提供足够的吸气/呼气时间（成人：12～15 次/分，小儿：14～20 次/分）。有氧源时，将氧流量调至 8～10L/min，挤压球囊 1/2，潮气量为 6～8ml/kg（400～600ml）；无氧源时，应去除氧气储气袋，挤压球囊 2/3，潮气量为 10ml/kg（700～1000ml）。

3. 将故障呼吸机与模肺相连接，重新检查氧源、气源和电源，检测呼吸机参数设置。如为呼吸机故障，应立即予以更换。

4. 更换呼吸机后应遵医嘱重新设定呼吸机参数，检测正常后，再重新将更换后的呼吸机与患者气管导管相连接。

5. 记录故障呼吸机的编号和故障项目，并与医学工程中心联系维修。

6. 在更换呼吸机正常送气 30 分钟后，复查动脉血气，记录患者生命体征。

六、麻醉机使用过程中发生故障的应急预案

1. 在患者手术过程中，如遇麻醉机不能正常工作，护士应立即分离麻醉机与气管导管连接口，同时严密观察患者生命体征。

2. 通知仪器设备管理医生，并根据患者情况使用简易呼吸器辅助呼吸。

3. 将故障麻醉机与模肺相连接，重新检查氧源、气源和电源，检测麻醉机参数设置。

4. 检查钠石灰装置及吸入性麻醉药品装置安装是否正确。如为麻醉机故障，应立即予以更换。

5. 更换麻醉机后应遵医嘱重新设定呼吸参数，检测正常后，再重新将更换后的麻醉机与患者气管导管相连接。

6. 记录故障麻醉机的编号和故障项目，并与医学工程中心联系维修。

7. 在更换麻醉机正常送气 30 分钟后，复查动脉血气，记录患者生命体征。

七、拔管后发生呕吐误吸的应急预案

1. 当护士拔除患者气管导管后发生呕吐误吸时，护士应立即呼叫其责任麻醉医生及分区主任，同时报告护

士长，根据患者具体情况进行紧急处理。

2. 当患者神志清楚时，将患者侧卧，护士一手按住患者上腹部，另一手叩拍背部；当患者处于昏迷状态时，可使患者处于仰卧位，头偏向一侧，医护人员按压腹部，同时用负压吸引器进行吸引，注意观察患者面色、呼吸、神志等情况。

3. 立即进行负压吸引，快速吸出口鼻及呼吸道内异物。

4. 观察患者生命体征和血氧饱和度变化，如患者出现严重发绀、意识障碍及血氧饱和度、呼吸频率、呼吸深度异常，立即采用面罩加压给氧维持呼吸，同时进行气管插管吸引或纤支镜下吸引。

5. 遵医嘱开放静脉通路，备好抢救仪器和物品。

6. 严密观察患者生命体征、神志、瞳孔及血氧饱和度、呼吸频率、节律变化，及时采取措施并做好监护记录。

7. 患者病情好转、神志清楚、生命体征逐渐平稳后，做好患者心理护理。

8. 分析引起患者呕吐误吸的原因，制定有效的预防措施，尽可能地防止再发生类似的情况。

八、恢复期患者发生躁动的应急预案

1. 当麻醉恢复期患者出现躁动时，护士应立即保护患者气管插管及各种引流管路。

2. 迅速寻找躁动原因，及时通知医生，遵医嘱给予相应处理。

3. 密切观察患者病情，保持呼吸道通畅，详细记录用药情况。

4. 专人看护，必要时使用保护性约束，防止患者误伤及自伤；妥善固定各种管路，防止管路脱落。

5. 实施保护性约束时，要注意动作轻柔、松紧适度，同时要经常观察被约束肢体的颜色和温度，以免对患者造成损伤。

6. 对意识恢复的患者，与其进行沟通，以减轻他们的紧张心理，取得合作。

7. 保持环境安静，增进患者舒适感，减少不良因素对患者的刺激。

九、护患纠纷的应急预案

1. 恢复室护士在医疗活动中与患者或家属发生纠纷时，应立即向相关麻醉医生、护士长及科室主任报告。

2. 立即与麻醉医生、病房护士、病房值班医生采取相应的积极补救措施，防止纠纷扩大。

3. 维护病区的良好工作秩序，保障医疗护理正常进行。

4. 如有需要依照紧急病历、实物封存的程序，封存一切相关物品，必要时保护现场。

5. 对有可能导致护患矛盾激化、危及护患安全、扰乱正常医疗秩序者，及时通知医院总值班和军务处，以保护护患安全和正常的医疗秩序。

6. 相关人员应在 24 小时内将护患争议通过书面的形式上报护理部。

十、发生护理不良事件报告流程

1. 发生各类护理问题时，当班护士应在第一时间向护士长进行报告。

2. 护士长对发生的护理问题进行分析，如属于病人对护理人员服务态度、操作技术不满意的问题，应积极与病人或家属进行沟通解释，取得病人或家属谅解，并及时教育当事人向病人赔礼道歉，消除病人不满情绪，避免发生纠纷。

3. 如发生的问题为护理缺陷、护理差错或事故，护士长再积极采取补救措施，避免问题对病人产生不良后果，同时立即向所在部的总护士长汇报，总护士长要及时到现场了解问题发生的经过，指导对问题的妥善处理，并向护理部领导进行汇报。

4. 护理部对发生的问题及时组织调查了解，并依据问题的严重程度决定是否向分管院领导汇报。

5. 护士长在履行口头报告程序后，填写护理不良事件报告表，说明问题发生的经过和缘由，以及整改措施，交总护士长审签后报护理部，或通过不良事件报告系统进行上报。

6. 护理部要及时组织对发生问题进行讨论和定性，并对病区制定的整改措施提出具体意见。

第三节　麻醉恢复室抢救流程

一、拔管后呼吸抑制的抢救流程（图 7-1）

1. 迅速开放气道，保证患者通气。

2. 如面罩加压通气不理想，迅速建立人工气道，呼吸机辅助呼吸。

评估：①呼吸困难；②口唇、面色青紫；③SpO_2迅速下降

↓

初步判断

↓

呼吸抑制

↓

立即通知医生

↓

紧急处理：①吸痰，立即清理呼吸道，吸氧
②解除呼吸道梗阻（如舌后坠、喉痉挛）
③开放气道，面罩加压给氧

↓

确认有效医嘱并执行：
①继续加压面罩吸氧。舌后坠者，使用口咽、鼻咽通气道
②必要时气管插管
③插管困难，立即使用环甲膜穿刺或气管切开
④抢救时给予高流量吸氧，直到缺氧状态缓解
⑤呼吸兴奋剂如尼可刹米等的使用

↓

监测：①心率，呼吸频率
②血压，神经状态
③血气分析
④气管切开病人，防止套管脱落
⑤气管插管者，注意导管深度

↓

保持舒适：① 除去呼吸抑制的诱因
② 及时吸痰，解除阻塞，增加呼吸动力
③ 降低二氧化碳，改善肺通气

图 7-1　拔管后呼吸抑制的抢救流程

二、恢复期大出血的抢救流程（图 7-2）

1. 做好充分的抢救准备，尽快查找原因，抢救生命。

2. 保证两条以上静脉输液通路通畅，备好血制品和其他抗休克溶液及抢救药物，如代血浆，碳酸氢钠等。快速输入办法：注射器直接推注；加压袋加压输入；输

液泵泵入，直接挤压输液小壶，专人负责输入。

3. 做好血流动力学监测，包括动脉血压、中心静脉压、血氧饱和度、心电图、尿量、必要时心排血量。

评估：①心率、呼吸增快
②血压下降
③意识淡漠
④伤口引流出血迅速，颜色鲜红
⑤皮肤黏膜苍白

↓

初步判断

↓

术后大出血

↓

立即通知医生

↓

确认有效医嘱并执行：①控制出血，按压伤口，并通知外科医生
②补充溶液，快速配血，输血抗休克
③抗休克，建立静脉通路，给予血管活性药物
④动态监测生命体征及血气指标

↓

监测：①心率、血压、呼吸
②意识状态
③监测尿量

↓

保持舒适：①保持中凹卧位
②吸氧
③保暖

图 7-2　恢复期大出血的抢救流程

三、恢复期心跳骤停的抢救流程（图 7-3）

1. 抢救原则：迅速建立有效循环、呼吸，保护脑组织。

2. 恢复心搏：紧急情况下，首先叩击心前区；左手

掌平放于心前区，右手握拳，锤击心前区 1～2 次，并立即转为胸外心脏按压。

3. 加压给氧：面罩加压给氧，并尽快插入气管导管给氧。

4. 常用药物：肾上腺素 1mg，必要时重复应用；利多卡因；阿托品；碳酸氢钠；10%葡萄糖酸钙；异丙酚。

5. 监护除颤：心电监护，必要时除颤。

6. 保护脑功能：迅速准备冰帽降温。

评估：意识丧失，颈动脉搏动消失，呼吸停止，面色、口唇紫绀

↓

立即通知医生，推急救车、除颤仪，准备吸引器

↓

使患者去枕平卧位，垫胸外按压板

↓

简易呼吸器辅助呼吸2次

↓

再次评估颈动脉搏动消失、呼吸停止

↓

简易呼吸器辅助呼吸（8~10次/分），持续胸外按压（100次/分）

↓

配合麻醉医生进行气管插管，呼吸机辅助呼吸

↓

持续心电监护，密切观察生命体征，
有室颤者立即给予电除颤

↓

配合医生给予抢救药物

↓

复苏成功

↓

密切观察病情

↓

整理抢救记录，清点补充急救车

图 7-3　恢复期心跳骤停的抢救流程

7. 血气分析：迅速抽动脉血，做血气分析。

四、恢复期气管导管意外脱出的抢救流程（图 7-4）

1. 立即通知麻醉医生到场，准备抢救用物及插管用物。

2. 充分评估病人麻醉药物代谢情况，遵医嘱给予相应处理。

3. 自主呼吸未恢复的患者，呼吸机加压面罩辅助呼吸。

4. 必要时协助麻醉医生进行气管插管。

5. 连接呼吸机，遵医嘱调节呼吸参数。

气管导管意外脱出

↓

简易呼吸器面罩给氧，观察生命体征

↓

立即通知医生

↓

必要时协助麻醉医生气管插管

↓

连接呼吸机，氧流量调至100%

↓

其他人员迅速准备抢救药品和物品

↓

如患者出现心跳骤停，立即给予心脏胸外按压

↓

观察生命体征及意识、瞳孔、血氧饱和度的变化

↓

遵医嘱查血气，调节呼吸机参数

↓

患者病情稳定后，专人护理，并整理抢救记录

图 7-4　恢复期气管导管意外脱出的抢救流程

6. 专人看护，详细记录抢救过程。

五、过敏性休克的抢救流程（图 7-5）

1. 发现患者出现过敏症状应立即通知麻醉医生及护士长。

2. 严密观察病情，详细记录生命体征的变化情况。

3. 立即停用或清除引起过敏反应的物质。

4. 停止一切操作，保持静脉输液通畅，遵医嘱给予抗休克药物，必要时建立多个静脉通路。

5. 保持呼吸道通畅，吸氧或呼吸机辅助呼吸，必要时行气管插管。

6. 保暖，监测尿量及末梢循环。

7. 严密观察病情，做好抢救记录。

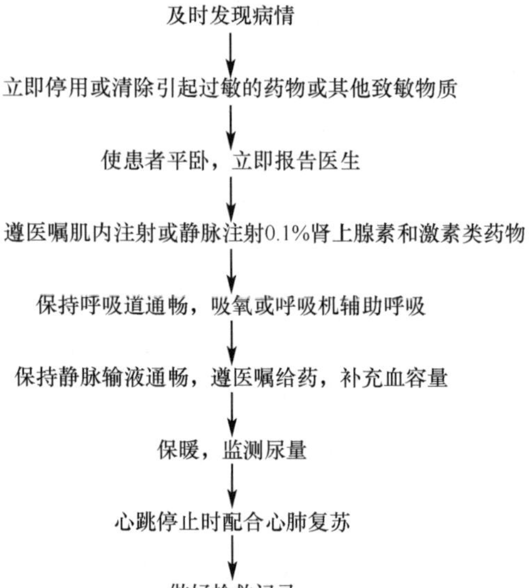

图 7-5　过敏性休克的抢救流程

六、重度哮喘的抢救流程（图 7-6）

1. 严密观察病情，评估患者的喘憋症状。

2. 协助患者取坐位或半卧位。

3. 遵医嘱给予高流量氧气吸入，静脉应用解痉平喘及激素类药物。

4. 监测心率、血压及血氧饱和度的变化，听诊双肺呼吸音是否对称、哮鸣音是否减轻。

5. 观察末梢循环状态，及时监测血气变化。

7. 排除引起哮喘的诱因，遵医嘱给予相应处理。

8. 补液，维持水、电解质及酸碱平衡。

9. 做好抢救记录。

评估患者憋喘症状

↓

吸氧，取半卧位或坐位

↓

遵医嘱给予气道吸入气雾剂，静脉应用解痉平喘药

↓

监测生命体征的变化

↓

观察神志、精神状态及末梢循环

↓

遵医嘱及时监测血气变化

↓

评估哮喘发作原因、憋喘症状

↓

去除过敏原，对症处理

↓

补液，维持水电解质及酸碱平衡

↓

做好抢救记录

图 7-6　重度哮喘的抢救流程

第八章　麻醉恢复室优质护理服务

第一节　优质护理计划及目标

自 2011 年开始，麻醉恢复室每年组织全体护士学习《优质护理服务示范工程》相关文件，提高护理人员对优质护理服务的认识，讨论制定有麻醉恢复室特色的年度优质护理计划及目标，以 2013 年为例。

目标

1. 以患者满意为目标，推广“身心并护”，提高整体护理水平。

2. 为外科临床科室提供安全、优质、高效的麻醉恢复护理平台。

3. 患者恢复期间无中度、重度疼痛。

4. 患者出恢复室疼痛评分小于 2 分。

原则

以患者为中心，全面提升麻醉恢复护理标准化服务质量及水平。在 2013 年加强患者疼痛护理，减轻患者术后疼痛，提高患者满意度，加快患者恢复过程。

措施

1. 落实护理部的优质护理实施细则，结合麻醉恢复室专科特点，对麻醉恢复室护理工作实施全面标准化管理，建立麻醉恢复优质护理服务标准。

2. 根据可视疼痛评分法（visual analog scale，VAS）评分细则，确定患者疼痛分级，并提出护理目标及相应护理措施。

3. 根据疼痛不同程度采取不同护理措施减轻患者疼痛。对于轻中度疼痛的患者，可采取交流沟通、分散注意力的方法缓解其疼痛；对于中到重度疼痛，应及时连接镇痛泵，请示医生追加镇痛药物或其他镇痛方法。

4. 对于切口张力引起的疼痛，患者通常不敢咳嗽或不活动，此时应协助并教会患者适度变换体位的方法，以及活动时对伤口的保护，鼓励患者咳嗽、咳痰。全麻清醒后的患者可将床头抬高 15°～45°，以缓解腹部切口张力，减轻疼痛。

5. 针对强迫体位导致患者不适的原因，术后应根据麻醉方式和病情，协助患者采取舒适卧位缓解疼痛。

6. 对于留置各种管道所致的疼痛，应向患者讲解各类管道的用途及重要性，妥善固定各管道，指导患者在翻身或活动时避免管道牵拉管路，减少患者因引流管刺激引起的疼痛，进行管道护理时动作应轻柔，避免过度牵拉，减少不适感。

7. 对于心理因素造成的焦虑，护士应动态评估患者的疼痛程度，重视患者的疼痛诉求，积极与患者沟通交流，缓解患者心理压力，使患者情绪稳定、精神放松，从而增强对疼痛的耐受性。

8. 医护人员应根据患者术后疼痛的规律及原因采取预防性用药，预防术后长期疼痛。

第二节　优质护理措施

1. 制定麻醉恢复室文明用语和行为规范　以总医院护理规范用语手册为参考，制定了麻醉恢复室文明用语和行为规范，包括与手术室护士交接班用语、与麻醉医生交接班汇报病情用语、恢复期护患沟通用语、与病房护士交接班用语等，要求护士全面掌握；另外，请轮转过护理礼仪基地的护士为教员，指导和培训恢复室护士文明礼仪规范。通过培训，护士的精神面貌有了改观，主动为病人服务的意识也得到了增强。

2. 制定优质护理排班模式　按照优质护理工作模式要求，笔者所在医院恢复室设主要班次 7—3 班、12—20 班。每班次设立一名责任组长，带领 1～3 名责任护士，分管 4～11 张床位，在患者入恢复室高峰期设 1 个 10—18 的辅班。明确责任组长和责任护士岗位职责和工作程序，有条不紊地进行工作。责任护士负责对所分管的病人实施恢复期全程优质护理，责任组长负责对分管的所有护士和患者进行护理质量把关。护士长每日跟班检查。通过合理分配人力资源，加强薄弱时间段的人力，减少患者安全隐患，体现对患者的全程管理、全程服务、全程把关，实现无间隙护理服务。

3. 落实麻醉恢复期全程无缝隙护理　以优质护理排班为基础，实行责任到人、全程负责的护理服务。患者从入恢复室到安返病房，期间的查对、护理、治疗等均由责任护士负责到底。保证患者的每一项治疗护理措施都有护士负责、立即落实；患者的每一个需要都有护士及时解决、主动服务；患者的每一个询问都有护士主动应答、耐心解释。使患者感到恢复室护士护理服务的贴心、周到和满意。

4. 建立麻醉恢复室专科护理质量检查表，持续质量改进　在护理部指导下，以落实对患者的优质护理为依据，建立了麻醉恢复室专科护理质量检查表，共计 50 项检查指标，涵盖了患者从入恢复室到安返病房的主要护理措施。护士长带领质控团队每月进行专科护理质量检查并打分。保证护理措施落到实处，持续改进护理质量。

5. 加强麻醉恢复室“身心温暖服务”　低体温是麻醉恢复期常见并发症，对手术患者危害较大，并且导致患者不适和恐惧。恢复室的温度始终控制在22～26℃，患者入恢复室后如发生低体温，应立即盖上暖被、肩垫，使用温毯机，操作时尽量避免患者肢体暴露，为患者做好保温；麻醉恢复室收治的主要是全麻手术后患者，手术作为一种应激源，可导致患者产生比较强烈的生理和心理反应，使其易产生恐惧、焦虑和抑郁心理，护士应使用和蔼的态度、亲切的语言给予鼓励的话语，给患者做好暖心的心理护理。告知病人手术顺利，回病房后好好休养、放松心情，有利于术后康复。恢复室护士真诚的“身心温暖服务”让患者始终感受到“优质护理服务”就在身边。

6. 制作带管病人沟通卡片　麻醉恢复期病人在气管导管未拔除前，无法用语言告诉护士种种不适，因护士不能及时领会其意图而加重其恐惧急躁心理，更易产生躁动，不利于病人顺利恢复。我们总结了患者常见的不适和疑问，制作了10余张醒目的沟通卡片。如“您觉得憋气吗”、“您有痰要咳吗”“您要小便吗”、“您觉得伤口疼吗”、“嘴里的管子难受吗”等。当病人意识恢复后，护士主动出示沟通卡片，结合语言询问，确定病人的护理需要，采取针对性的护理服务。

7. 简化护理文书书写　修订麻醉恢复室表格，保留必需的填写项目，简化了护理文书书写，与手术室协商制定了麻醉手术中心统一的《手术病人交接记录单》，麻醉恢复室不再另外填写交班记录单。从而节省了护士的时间，使护士有更多时间和精力为患者提供服务。

8. 麻醉恢复室开展优质护理服务注意事项

（1）要做好人性化护理服务：人性化护理是以尊重

患者的生命价值、人格、尊严和个人隐私为核心，为患者营造一个舒适的就医环境，患者在就医全过程中感到方便、舒适和满意的一种护理方法。由于麻醉恢复期时间较短，病人周转快速，故以往的麻醉护理偏重于完成治疗任务，忽视了患者的基础护理。优质护理要求护士提供全面优质的人性化护理服务，对麻醉恢复室护士也提出了更高的要求，护士在做精专科护理的基础上，还要根据患者的需求做细做实各项基础护理，保证基础护理的及时性、有效性和规范化，回归护理本位。抓好基础护理，不仅保障了患者的舒适和卫生，而且对病情的观察、并发症的预防有着重要意义。恢复室护士要高度重视基础护理工作，如患者拔管后的面部清洁、操作时避免暴露患者身体、出恢复室前为患者穿好衣物等，注意抓好护理细节，为患者提供人性化服务。

（2）要结合专科护理特点：麻醉恢复室是一个特殊科室，护理工作有其独有的专科特点。笔者所在医院麻醉恢复室在 27 年发展中，护理业务由过去单一的监护术后病人，发展为包括麻醉手术后病人恢复、危重症抢救、麻醉药品和物品管理、科室仪器设备管理、科室成本核算与收费、GCP 实验药物基地管理等重要而繁杂的工作内容。因此，麻醉恢复室开展“优质护理服务示范工程”不能完全照搬病房的形式，应在充分把握优质护理服务内涵基础上，结合恢复室自身专业的特殊性开展。如应加强患者身份查对、围手术期皮肤护理、恢复期保温护理、疼痛护理、用药输血查对、安全转运护理等特殊护理内容。总之要切实围绕以患者为中心，增强主动服务意识，不断改进工作方法，创新服务理念与手段。最终实现让患者满意、社会满意、政府满意的目标。

第三节　体 位 护 理

全麻患者术后体位护理常规为6小时内取去枕平卧位，目的主要是为了防止患者未清醒时呕吐引起的吸入性肺炎。但术毕拔除气管导管后患者意识已清醒，去枕平卧位给大部分患者造成了不适，可致血压增高、头颈部疼痛、排尿困难等并发症。患者往往主诉不舒适。

适当的体位对治疗疾病、减轻症状、预防并发症、减轻疲劳、增加患者的舒适度等均有良好的作用。笔者所在医院麻醉恢复室通过循证研究，在无特殊体位需求下实施全麻术后采取头部垫枕并床头抬高15°～30°改良卧位护理，能增加患者舒适度，且能减轻不良反应。

全麻术后患者采用改良体位护理，具有以下优势：①不仅有利于呼吸，更有利于引流管的重力引流；②有利于膈肌的活动及双下肺扩张，有利于气管分泌物的排出和肺扩张。据文献报道，头颈部手术后采取半卧位，可使胸肺顺应性降低7%，肺活量增加10%～15%，膈肌下移后，肺扩张较好，从而气体交换面积增大，有利于通气。同时由于重力作用，还可防止胃内容物经胃、食管括约肌逆流进到咽喉部而引起反流误吸。③从力学角度分析，过长时间处于同一姿势，可产生累积性损伤。术后早期改变体位是阻断这种累积性损伤演变的有效措施。但同时也需注意，早期患者生命体征不稳定，一过性将床头摇得过高，可引起血流动力学变化而致生命体征的波动。

改良体位护理能够在不影响患者生命体征的情况下明显增加患者的舒适度，从而提高患者满意度，达到优质护理服务的目的。研究结果表明，腹部手术全麻患者清醒后采取头部垫枕并抬高头部15°～30°的改良低半卧位（图 8-1）不仅对生命体征无影响，而且还降低了术后发生头晕、呕吐、烦躁、肩颈痛等麻醉后不良反应的发生率，有利于增加患者的舒适度，减轻患者的痛苦，促进机体恢复。

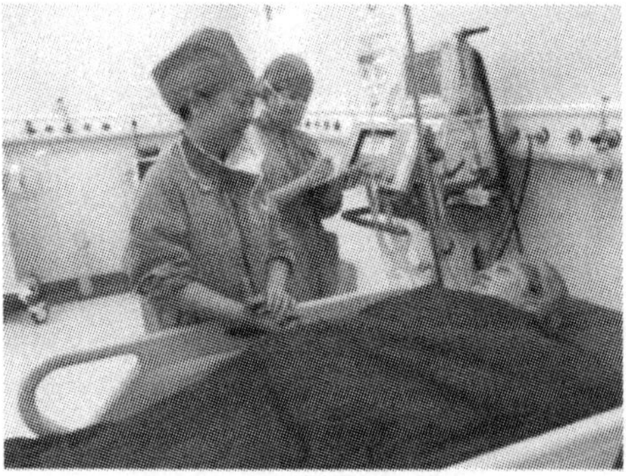

图 8-1　低半卧位体位护理

第四节　口干护理

口腔干燥是绝大多数全麻术后患者都会经历的不适感觉。因手术前要求患者 12 小时禁食、4～6 小时禁饮水；而且术后根据不同的麻醉、不同部位的手术，禁食禁水的时间也不等（一般手术 4～6 小时，胸腹手术 2～4 天）；加上手术期长时间禁食禁水、手术中失血及手术中应用抑制腺体分泌的药物，患者在术后麻醉恢复期间，不得不忍受口干舌燥带来的不适。全麻术后的患者所经历的口腔干燥、吞咽困难、咽部干燥及嘴唇干裂等是口腔干燥症这种慢性症状的一种类似表现，仅限于手术后这一段时间。对于全麻术后麻醉恢复期的患者，影响术后口干程度的因素包括术前长时间禁食水、抗胆碱药物的应用、麻醉药物的应用、气管插管的机械刺激、术中出入量不平衡等。由于围手术期患者常规需禁食禁水，术前普遍应用抑制腺体分泌的抗胆碱药，并且在气管插管期间，口腔与外界相通，口腔黏膜长时间得不到湿化，使得全麻术后口干症状普遍存在。目前国内也逐渐出现一些循证研究，旨在确定合适的术前禁食水时间，以期改善患者的口干症状，但总体上来看仍普遍缺乏对术后口干不适护理的重视。

笔者所在医院麻醉恢复室经过循证护理，实施了柠檬水喷雾用于缓解恢复期患者口干的护理措施，取得满意效果（图 8-2）。柠檬水喷雾的优势如下：①柠檬水中大量食物成分，其各种化学物含量及味觉刺激均优于维生素 C 溶液或白开水；②柠檬水的味觉及嗅觉体验更好，患者用后均有主观愉悦的感觉表达；③用于配置柠檬水的柠檬，更接近于日常食物，从护理心理学角度考虑，让患者能早期接触正常的食物、饮品，可有效引发其主观的愉悦感和认同感，对术后恢复更有信心，从心理上提升其乐观情绪。此外，中医认为，柠檬性微温，味甘酸，具有生津止渴、祛暑的作用。另外，柠檬的主要成分是糖、有机酸（柠檬酸、苹果酸、奎宁酸）、维生素 B、维生素 C、烟酸、钙、磷、铁等。有机酸具有广谱抗菌作用，可以抑制口腔某些有害细菌的生长，起辅助作用；B 族维生素能维持口腔及消化道黏膜的健康，对抗自由基，有助增强机体的免疫力。

柠檬水喷雾剂喷洒于口腔黏膜能够有效缓解患者术后口干症状，且简便易行，提高了护理满意度，适宜在临床进一步推广应用。

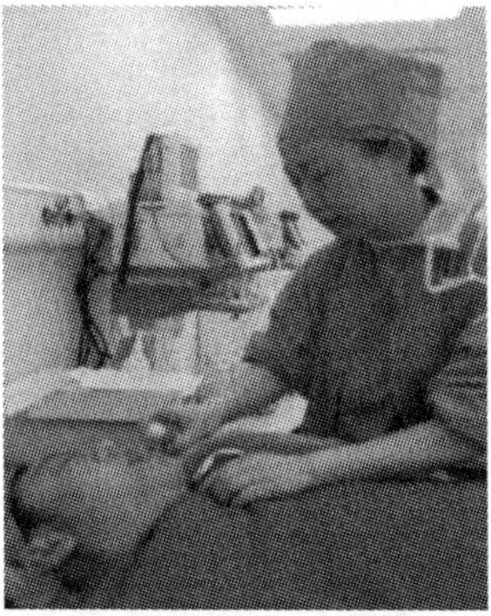

图 8-2 口干护理

第五节 术后早期疼痛健康教育

患者在麻醉恢复室清醒后，经医生评估意识完全恢复后，即可对患者开展术后急性疼痛健康教育，以缓解疼痛，减少恐惧心理，教会患者正确使用术后镇痛泵，使患者能够配合医疗护理，早日康复。麻醉恢复期健康教育内容如下。

1. 什么是手术后疼痛?

手术后疼痛（postoperative pain），简称术后痛，是手术后即刻发生的急性疼痛（通常持续不超过 7 天），其性质为伤害性疼痛，也是临床最常见和最需紧急处理的急性疼痛。 疼痛评估是术后疼痛有效管理的重要环节。

2. 患者术后疼痛常用评估方法

（1）视觉模拟评分法（visual analogue scales，VAS）：一条长 100mm 的标尺，一端标示“无痛”，另一端标示“最剧烈的疼痛”，患者根据疼痛的强度标定相应的位置。

（2）数字等级评定量表（NRS）：用 0～10 数字的刻

度标示出不同程度的疼痛强度等级，“0”为无痛，“10”为最剧烈疼痛，“4”以下为轻度痛（疼痛不影响睡眠），“4～7”为中度痛，“7”以上为重度痛（疼痛导致不能睡眠或从睡眠中痛醒）（图 8-3）。

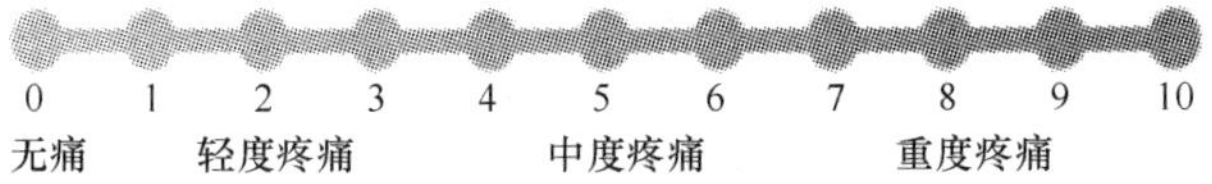

图 8-3　数字等级评定量表

（3）Wong-Baker 面部表情量表（wong-baker faces pain rating scale）：由 6 张从微笑或幸福至流泪的不同表情的面部象形图组成。这种方法适用于交流困难，如儿童（3～5 岁）、老年人、意识不清或不能用言语准确表达的患者（图 8-4）。

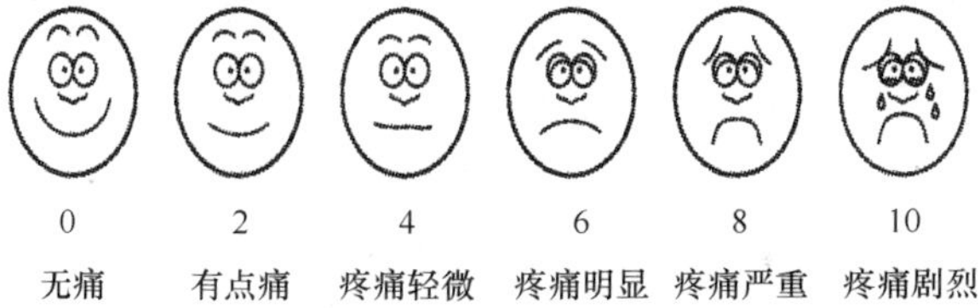

图 8-4　面部表情量表

3. 什么是患者患者自控镇痛，会出现哪些并发症?

患者自控镇痛（PCA）是一种新型止痛技术，即术后病人根据自身的疼痛程度自我控制给药时机和剂量。目前临床使用的镇痛泵有两种：一种是一次性镇痛泵，其动力来源为弹性硅胶储囊，无需任何电源及附加设备；一种是电子泵，储药袋是一次性的，由电池作动力。镇痛泵内的药物包括麻醉性止痛药、止吐药、镇静药等。

术后镇痛常见的并发症主要包括镇静过度、呼吸抑制、恶心、呕吐、皮肤瘙痒、腹胀、便秘、尿潴留等，主要由应用阿片类药物所致。

4. 患者自控镇痛自我护理方法

（1）静脉镇痛要保持输液三通接头通畅，保持镇痛泵开关处于开放状态。

（2）感觉疼痛难忍时可按压自控按键，但两次给药间隔时间为 8 分钟。

（3）注意固定好镇痛泵，用夹子夹在床单或枕头上，避免脱落摔地。

（4）如患者出现恶心、呕吐、皮肤瘙痒或排尿困难等并发症，可能是麻醉药物的作用，可请麻醉医生访视处理。

第九章　麻醉恢复室感染控制

第一节　麻醉恢复室感控不安全因素

麻醉恢复室作为医院特殊护理单元，日常管理麻醉物品、药品数量繁多，专科护理操作密集，且设置在医院感染的重点科室手术室内，故为医院感染控制的一个重要环节。在临床工作中，存在以下不安全因素。

1. 环境污染　人员流动是麻醉恢复室空气中细菌数量变化的主要原因，而空气中浮游细菌沉降是造成手术切口污染的重要因素。我院麻醉恢复室每日人员流动量大，日均收容患者多达 80 例以上，每位患者进入恢复室都由手术医生、麻醉医生、手术护士等多人送入，且患者恢复期间手术医生会不断来往探视患者病情；其次恢复室患者病情不稳定、变化快，使得进入恢复室的应急人员增多；另外每年来麻醉恢复室学习、参观者也较多。因此人员流动性大，存在手术切口感染的隐患。

2. 自身污染　手术后的患者，受麻醉药物和手术各项侵入性操作的影响，并且术后携带气管导管、中心静脉导管、引流管、尿管等多个管路，机体免疫力降低。当患者自身带有病菌时，可通过淋巴、血液循环侵入而引起自身感染。

3. 接触污染　麻醉恢复期的患者来自各外科病区，每人携带不同病菌，而恢复期专科护理操作密集，1 名护士要同时护理 2～3 名患者，在忙于为不同患者护理时，操作前后容易忽略手卫生，增加了交叉感染的机会；其次因医务人员直接接触患者切口或引流液等污染的液体时也会造成感染；另外当医护人员自身携带病菌时，也可以通过呼吸道空气传播或接触性传播。

4. 感控培训不足　以往在科室管理中还存在对感染控制不够重视，医务人员感染控制意识较淡薄，对工作人员感控知识普及不到位，感染和管理监督工作落实不到位等问题。

第二节　麻醉恢复室的建筑布局

PACU 建筑布局标准（图 9-1）

（1）功能流程：要求做到分区明确，标识清楚，供应方便，无交叉感染，使用合理。

（2）洁污分开：无菌物品放入无菌柜，清洁物品放入清洁柜，污染物品使用专车转运。

（3）墙面：表面光滑，不吸附尘埃，耐磨，耐药物，易清洗消毒。

（4）地面：光洁防滑，无死角裂缝，易清洗消毒。

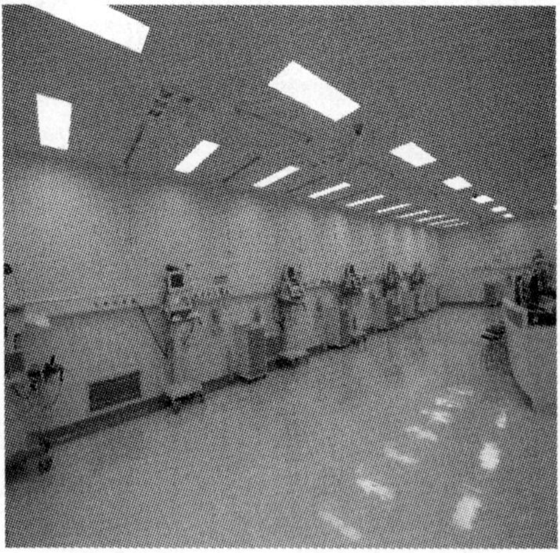

图 9-1　PACU 建筑布局标准

第三节　麻醉恢复室感控措施

1. 成立科室感染控制小组　由科室行政主任、护士长、感控医生、感控护士 4 人组成，小组成员均通过全军“医院感染管理知识”培训及考核，并获得证书。

2. 整理麻醉恢复室及各附属区域　严格区分科室无菌物品、清洁物品和污染物品的放置区域，不同物品分类放置。需设立专用的麻醉耗材库房、高值物品发房间、仪器设备间、药品间等。安排物品管理员专职管理，规范科室各库房各类无菌耗材、物品设备放置区域，每日为医生发放核对，每月清点、盘库并检查有效期限。

3. 合理规划麻醉恢复室布局　恢复室各床单位之间距离大于 1.2 米，每个床单位整齐放置呼吸机 1 台，监护仪 1 台，吸引器装置 1 套，吸氧装置 1 套，床头柜 1 个；每个床头柜上配 1 瓶手消液，床头柜内放置专科护理操作物品，物品定位放置，标识清晰；恢复室配有操作治疗台，台上放置手消液、锐器盒、1 个更换静脉液体盘和 1 个注射盘，台下各抽屉内放置输液、注射用物。恢复室使用带盖垃圾桶分类收集生活垃圾和医疗垃圾，并配备污染敷料回收车 1 辆，收集污染的巾单。

4. 规范环境预防控制措施　恢复室使用手术室统一洁净空调系统，对空气中的非生物粒子和生物粒子加以控制，使 PACU 达到一定的生物洁净标准。定期对层流系统的设备设施进行清洁保养，每周清洗通风口过滤网，每月做 1 次空气培养。发现层流设备故障及时通知工作人员进行维修，保证恢复室内空气流通。

5. 明确各类物品标识　麻醉恢复室各储物柜合理区分，按物品摆放位置张贴醒目标签，一目了然。本着“近效期先用”的原则，有序摆放近效期、远效期药品和耗材，每日由责任护士负责检查清理，并在使用后及时补充。

6. 制定麻醉恢复室常规消毒措施

（1）常用物品消毒：每日用 75%乙醇/消毒纸巾擦拭恢复室的治疗操作台、治疗盘、护士站及生活用品，如电脑、鼠标、电话；约束带每日用洗涤剂清洗，污染的用 0.1%的有效氯浸泡 10 分钟，再用清水清洗晾干；血气机、监护仪和呼吸机表面每日用 75%的乙醇进行擦拭；呼吸机内部由医学工程中心定期派人检查、维修及保养；每日检查科室常用器材如静脉钳、镊子罐、丁卡因喷壶等有无破损、生锈现象，如有损坏应及时更换；氧气袋等可重复使用物品每日用 75%乙醇擦拭后套袋避污保存。麻醉用器具应每日清洁、消毒，接触病人的用品应一用一消毒，严格遵守一次性使用无菌医疗用品的管理规定。

（2）血压袖带处理：无污染的袖带每日酒精擦拭，有污染的用 0.1%的有效氯浸泡 10 分钟，再用清水清洗。

（3）监护导线处理：用 75%的乙醇/消毒纸巾擦拭消毒。

（4）棉签是不可回收垃圾。

（5）锐器盒不允许放在操作台上。

（6）垃圾筒必须配袋子。

（7）使用后的空安瓿放入锐器盒内，锐器盒装满 2/3 后密封更换。

（8）引流袋不能拖地。

（9）开口器、舌钳消毒后避污保存；功能检查打开未用需重新消毒；长期备用需灭菌后塑封包装保存。

（10）急救车内抢救物品均应避污保存。

（11）严格一次性物品使用原则：麻醉用具应严格遵

守一次性使用医疗用品管理规定，做到一人一换。如呼吸机螺纹管一人一换；吸痰管每人每次一根；氧气湿化瓶均采用一次性用品每人一换；吸氧管一人一换；插管管芯一人一根；面罩、口咽通气道均为一次性用品，用后丢弃；气管插管全面使用一次性喉镜片，特殊复用镜片用后高温高压灭菌。

（12）规范复用器材的消毒：硬支镜采用低温等离子方法消毒；纤支镜使用专用内镜洗消机消毒，并做好消毒记录及消毒剂浓度检测的记录。感染管理科专职人员每季度进行现场采样对内镜清洗消毒灭菌效果进行监测。

7. 确保环境卫生落实到位　保洁员定期对恢复室、治疗室、库房等各附属区域进行彻底地清扫、清洁，做到各功能区环境卫生清洁、整齐；仪器设备表面无浮土，定期检查保养有登记。为麻醉恢复室创造一个明快、干净的工作环境。

8. 感染监测员加强日常督导　感染监测员指导监督保洁人员早晚两次对恢复室的地面进行清扫，消毒，墙面、桌面擦拭。地面、物品有污染时及时清洁、消毒。感染控制员每月底对恢复室各角落进行细菌培养和空气质量检测，并做好记录。

9. 加强工作人员的感控教育　护士长及感染监测员定期组织工作人员学习感染监测防控知识，及时传达最新的感染防控信息，强化工作人员的无菌观念；将感染控制课程作为“四生”教学常规课件，对每一批学员及时培训，掌握感染控制相关知识才能上岗。

10. 高度重视手卫生　做好手卫生已被认为是控制医院感染的最基本、最简单且行之有效的手段之一。首先完善麻醉恢复室及附属区域手卫生设施，包括洗手池、洗手液、手消毒液、擦手纸、手套。每个治疗台和床头桌上配备 1 瓶快速手消夜；其次每年培训全科医护人员手卫生相关知识，护士长及感染监测员每日督促检查科室人员掌握 5 个重要的手卫生时机，定期调查科室人员进行手卫生依从率、正确率。每月统计洗手液、手消液、擦手纸的消耗量。

第四节 麻醉恢复室感控知识全员培训

培训要求

1. 感控小组成员应参加医院组织的预防、控制医院感染相关知识的继续教育学术交流活动。

2. 专职人员每年在职培训至少 15 学时。

基本培训内容

1. 国家有关医院感染的法律、法规、规章、制度、标准等。

2. 预防和控制医院感染的目的、意义。

3. 职业安全与防护。

4. 无菌技术操作，消毒隔离知识（“十项核心”制度）。

5. 掌握预防和控制医院感染的方法。

6. 侵入性操作医院感染的预防。

7. 消毒灭菌方法的合理选择及效果监测。

8. 一次性无菌医疗用品的管理。

9. 抗感染药物的合理应用。

10. 血液、体液传播疾病的预防。

11. 医院废弃物的管理。

重点培训内容

1. 医生（全科临床医生包括进修生、研究生、实习

医生）

培训内容：

（1）医院感染概论及医院感染诊断标准。

（2）细菌耐药机制、抗感染药物的合理应用。

（3）侵入性操作相关医院感染的预防和控制。

（4）手卫生。

（5）内镜的清洗消毒流程。

2. 护士（包括进修护士、实习护士）

培训内容：

（1）医院感染概论及医院感染诊断标准。

（2）医院清洁、消毒灭菌、隔离知识与进展及其在医院感染中的预防和控制中的应用。

（3）消毒、灭菌器械的合理使用。

（4）重点科室的医院感染管理。

（5）一次性无菌医疗物品的医院感染管理。

（6）手卫生与感染控制。

3. 后勤人员（卫生员）

培训内容

（1）医院清洁、消毒灭菌与隔离的基本知识、消毒剂的选用。

（2）科室各类物品表面消毒和废物分类。

（3）手卫生。

附 1：掌握预防和控制医院感染的方法

（1）PACU 感染的预防（WHO—标准预防，适用于所有病人的预防），接触感染物品后立即洗手。

（2）尽可能应用不接触技术。

（3）接触血液、体液、分泌物、排泄物和污染物应戴手套。

（4）脱手套后立即洗手。

（5）处理所有尖锐物品要特别小心。

（6）立即清洁溅出的感染物品。

（7）对受到感染性物质污染的器械、用品、被服做适当处理。

（8）保证废弃物品的正确处理。

（9）清洗被感染性物质污染的物品应先消毒处理。

附 2：一次性使用无菌医疗用品的管理

（1）一次性使用无菌医疗用品根据临床需要、医院感染管理部门的审核意见及产品招标意见由医院统一采购，使用科室不得擅自采购。

（2）医院采购一次性使用无菌医疗用品，必须从取得省级以上药品监督管理部门颁发的《医疗器械生产企业许可证》《工业产品生产许可证》《医疗器械产品注册证》和卫生行政部门颁发的卫生许可批件的生产企业或取得《医疗器械经营企业许可证》的经营企业购进合格产品；进口的一次性导管等无菌医疗用品应具有国务院药品监督管理部门颁发的《医疗器械产品注册证》。其他一次性使用无菌医疗用品的须具有卫生许可证和合格证。

（3）医院感染管理科监督本单位一次性使用无菌医疗用品的采购、使用管理及回收处理。

（4）采购部门应对所有采购物品进行质量验收，核对订货合同、发货地点及货款汇寄账号是否与生产企业/经营企业相一致，查验每箱（包）产品检验合格证、生产日期、消毒或灭菌日期、标志及失效期，进口一次性使用无菌医疗用品应具有灭菌日期和失效期中文标识等。

（5）医院保管部门应专人负责建立登记账册，记录每批次订货与到货的时间、生产厂家、供货单位，产品名称、数量、规格、单价、产品批号、消毒或灭菌日期、失效期、出厂日期、卫生许可证号、供需双方经办人姓名等。

（6）一次性使用无菌医疗用品应存放于阴凉干燥、通风良好的物架上，距地面 20cm 以上，距墙壁 5cm 以上，距天花板 50cm。定期检查，不得将包装破损、过期失效、霉变的产品发放至使用科室。

（7）科室使用前应检查小包装有无破损、外观有无不洁净、是否在有效期内等。

（8）使用中若发现有热原反应、感染或其他异常情况，应留取样本及时送检，详细记录，并报告医院感染管理科、药剂科、采购部门。

（9）发现不合格产品或质量可疑产品时，应立即停止使用，并及时报告医院感染管理科和采购部门处理。

（10）一次性使用无菌医疗用品后，必须进行消毒、毁形等无害化处理，严禁重复使用和回流市场。

附 3：医院废弃物的管理

（1）医院废弃物的管理和处理由后勤部门组织实施，医院感染管理科进行技术指导和监督。

（2）各科室废弃物的管理须设专人负责，处理人员应接受专业知识培训；不得让病人或家属处理各种医疗废弃物。

（3）医院废弃物（污水、污物）的处理执行卫生部的相关要求。应特别注意以下事项：

1）污水的排放质量执行 GB18466-2005 的有关规定。

2）医院污物的处理应遵循的原则：防止污染扩散；分类收集，分别处理；尽可能采用焚烧处理。

3）分类收集污物应设置三种颜色污物袋：黑色袋装生活垃圾、黄色袋装医用垃圾、红色袋装放射性垃圾。不能用污染袋收集的污物应采用适当的容器收集并加明显标志，如锐器应使用硬质、带盖、防渗透漏容器收集。

（4）医疗废物的处理

1）生活废物：保洁公司收集后，除可回收利用物品外，包扎严紧，送生活废物垃圾站，由院务部军务处负责交地方环卫局清运处理。

2）医疗废物：保洁公司收集后，按照医疗垃圾处理流程包扎严紧，每日定时交医院垃圾站医疗垃圾废物储存室，由军务处清洁门卫队交地方焚烧处理。每月末统计医疗垃圾总量和成本并上报感染管理科。

3）可利用废物：由回收单位消毒，毁形，按照上级卫生、环保部门要求合理回收处理。

附 4：仪器设备的感染管理

1. 仪器设备如麻醉机、输液泵、排泵、超声等应每日用 75%乙醇/消毒纸巾擦拭。

2. 消毒灭菌原则：凡进入患者口腔内的诊疗器械，必须达到“一人一用一消毒或者灭菌”；凡接触病人伤口或者进入人体无菌组织的各类口腔诊疗器械，如神经刺激仪、神经刺激针，使用前必须达到灭菌。

3. 麻醉机内部回路消毒，每台手术结束后及时更换钠石灰。麻醉机的表面每日用 75%乙醇消毒。

4. 呼吸机清洗消毒

（1）呼吸机外表面（包括界面、万向臂架、电源线、高压气源管路等）：应用 75%乙醇纱布擦拭，切勿使液体进入呼吸机内部。

（2）呼吸机内置回路：应根据呼吸机的特点请工程师维修保养，定期更换呼吸机皮囊、细菌过滤器等，呼吸机每工作 100 小时，应全面进行检修及消耗品的更换，并将一次性消耗品名称和更换时间进行登记。

（3）可拆卸的流量传感器：各型号的呼吸机流量传感器应根据厂家的要求，严格更换，清洗消毒。

（4）呼吸机消毒效果监测：每 3 个月监测一次并做好监测记录，消毒后的呼吸机合格标准参考值为≤20cfu/cm^2。

附 5：内镜清洗消毒

1. 软式内镜清洗消毒（灭菌）

（1）预处理：软式内镜使用后应当立即用含有酶洗液的湿纱布擦去外表面污物。

（2）侧漏：清洗消毒前应进行侧漏实验。

（3）水洗：流动水下反复冲洗，用纱布反复擦洗镜身及操作部。纱布一用一换。

（4）酶洗：酶洗液应当每清洗一条内镜后更换。

（5）消毒与灭菌：使用清洗消毒剂进行清洗消毒前，应先清洗。

（6）冲洗：流动水冲洗并用纱布清洗内镜的外表面，反复抽吸清水冲洗各管道。

（7）干燥：用纱布擦拭内镜的外表面，吹干各孔道的水分。

（8）储存：消毒后的内镜储存于洁净柜内，悬挂时警惕，弯角固定钮应置于自由位。

（9）每日监测消毒液的浓度并做好记录，洗消机在更换消毒液时应彻底刷洗。

2. 硬式内镜清洗消毒

（1）预处理：使用后立即用含有酶洗液的湿纱布擦去外表面污物，置于封闭、防渗漏的容器里回收至消毒供应室，特殊感染性疾病患者使用后的内镜要用双层封闭包装并注明感染疾病名称（图 9-2）。

（2）清洗：用流动水彻底清洗，除去血液、痰液等残留物质并擦干，将擦干净的内镜放置于酶洗液中浸泡。

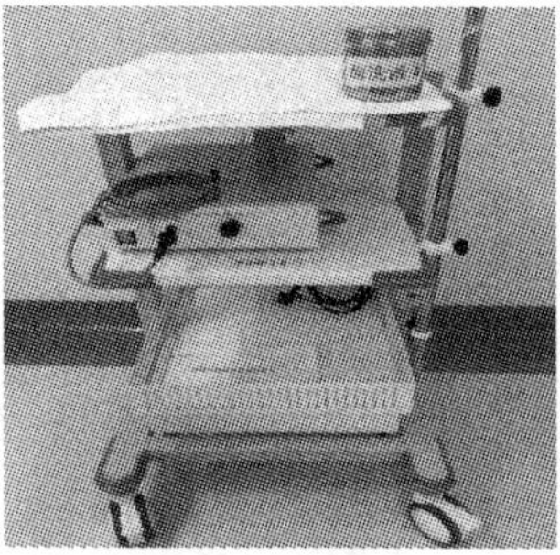

图 9-2　预处理

（3）消毒或灭菌：环氧乙烷适用于各种内镜的灭菌，不能采用压力蒸汽灭菌的内镜及其附件可以使用低温等离子消毒。

（4）储存：灭菌后的内镜应按照无菌物品储存，裸露消毒的内镜应储存于密闭消毒容器内，有效期不超过 24 小时（图 9-3）。

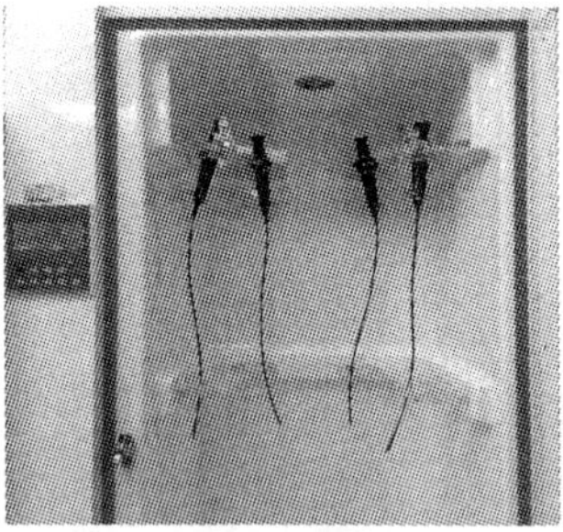

图 9-3　储存

注：感染管理科每季度到科室现场采样，监测内镜消毒效果。

第十章　麻醉恢复室教学与培训

第一节　新护士教学培训计划

由于现代外科学和现代麻醉学的快速发展，麻醉恢复室在保障麻醉手术后病人的安全及提高手术室利用率等方面的作用日益突出，国内各大医院也相继建立了麻醉恢复室。对麻醉护理人员的专业技能提出了较高要求。麻醉恢复作为一门专业性较强的护理专业，如何使刚毕业的非麻醉护理专业护士能够尽快适应麻醉手术中心的环境，胜任麻醉恢复室高强度高风险的护理工作，需要有规范的麻醉恢复护理专业教学方法。麻醉恢复室工作专业性很强，护理人员培训不能简单套用其他专科的教学模式。根据我院实际情况，恢复室新护士首先要进行6 个月临床培训，才能保证各专科病人的护理知识都能学习到；由于本专业特点，需掌握手术室基础护理知识、麻醉感染控制工作、气道管理技术等必备知识，才能够胜任这一特殊岗位的工作。另外，我们还请高年资医生为新护士讲解麻醉基础理论，加快新护士对本专业的认识。总之，半年规范化教学的目标是适应麻醉护理工作需求。

（一）新护士教学目标

通过为期 6 个月的专科系统化培训，使麻醉恢复室新护士熟练掌握护理学基本理论、基本护理技术；熟悉麻醉恢复基本理论；掌握专科技术操作；掌握手术室无菌制度、基础知识；了解麻醉学基础知识及各类麻醉方法、监测技术；掌握多种人工气道护理技术；掌握急救护理技术。使第一年见习护士在资质准入前对麻醉恢复专业有个全面的了解。

（二）新护士规范化培训方法

1. 培训教员　由护士长及 3 名恢复室组长担任。均为工作 8 年以上的高年资护师，他们专科理论扎实、临床经验丰富，并且具备一定的管理水平，能够充分保证教学质量。

2. 教学安排　规范化教学时间为 6 个月（24 周）。第 1 周为入科教育；第 2～5 周为手术室基础培训；第 6 周为麻醉恢复室专科技术培训；第 7～18 周为麻醉恢复室专科培训，分别轮转 3 个恢复室，每个恢复室转 4 周；第 19 周学习麻醉计价收费；第 20 周学习常规消毒工作；第 21～24 周学习气管插管技术。

每月安排 2 次教学讲课，共计 12 次课，学习麻醉恢复护理、基础麻醉知识。

3. 考核　每月组织考核。在 6 个月内完成规章制度、专科理论、专科技术、手术室基础知识和基本技术、15 项基本护理技术考核。

（三）新护士规范化培训内容

1. 入科教育（第 1 周）　由护士长负责教学。在一周时间内上午集中学习医院上岗规定，总医院文明用语服务规范，总医院护士形象十条标准，人性化护理服务新标准，十项护理核心制度，科室相关行政规定，护士条例等规章制度。下午带领新护士熟悉麻醉手术中心环境，麻醉恢复室各功能区，各类麻醉物品、药品，恢复室全年各项工作记录本及会议记录等。

由于新护士实习期间大多都在病房轮转，对麻醉护理专业非常陌生，兼之笔者所在医院麻醉手术中心非常庞大，各功能区划分细致。笔者所在医院麻醉恢复室安排了较长时间（1 周）熟悉环境，使新护士能够了解麻醉恢复室与病房工作性质的差异，能够循序渐进地进入麻醉护士的角色。

2. 手术室学习（第 2～5 周） 由手术室教学组长负责。在 1 个月时间内学习手术室基础护理知识，包括手术室规章制度、消毒隔离制度、无菌原则、接送病人制度、手术室无菌技术、小敷料的制作、器械护士与巡回护士的职责等。

恢复室护士每日需进出手术间做一些麻醉辅助和药品管理工作，与手术室护士之间也存在每日病人交接班、毒麻药品交接等配合工作，因此必须掌握手术室基础护理知识。

3. 麻醉恢复室专科技术培训（第 6 周） 由教学组长负责，练习并掌握本专科常用 8 项技术操作，为临床学习打下较为扎实的基础（图 10-1）。

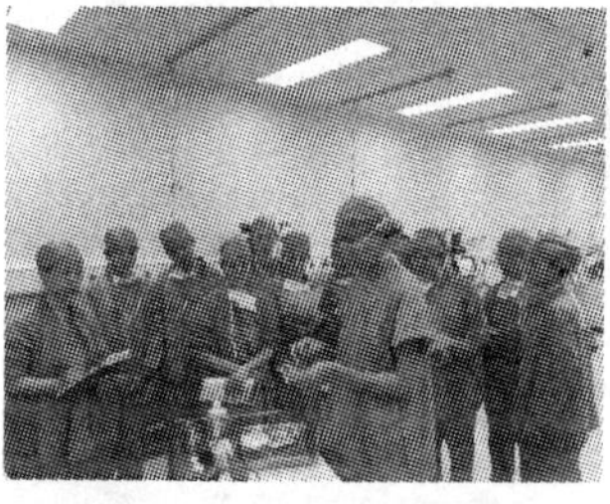

图 10-1 专科技术培训

4. 麻醉恢复室专科培训（第 7～18 周） 由 3 名恢复室组长负责。新护士需轮转 3 个恢复室，每个恢复室 4 周。在 12 周临床带教中，新护士需掌握恢复室各班工作程序、恢复室护理职责及监护患者流程；掌握恢复室护理记录单的填写；了解各科病人恢复期护理常规，了解恢复室常见并发症的处理。

这一阶段是教学最为重要的阶段，各组长要有高度责任感、耐心和细心，要向新护士强调恢复室工作的高风险和高强度，始终要绷紧护理安全这根弦。

5. 消毒工作、麻醉收费培训期（第 19～20 周） 由恢复室感染监测员、物管员负责。在 2 周时间内掌握麻醉恢复室感染控制制度、常规消毒工作；掌握麻醉计价收费，掌握麻醉物品的查对与请领。

6. 气管插管培训期（第 21～24 周） 由麻醉医生指导，在 1 个月时间内学习气管插管术（快插、慢插、环甲膜注射）、喉罩置入术、麻醉机辅助加压面罩吸氧法等常见人工气道管理技术，使麻醉护士能够掌握基本急救复苏技术，并且培养快速反应的抢救配合能力。

第二节 护士教学培训计划

麻醉学专业近几年得到了迅猛的发展，国外的麻醉护理工作及其教育已自成体系，形成独立专业，在一定程度上促进了麻醉医学的发展，并成为临床麻醉学必不可少的重要组成部分。笔者所在医院麻醉恢复室护士教学从新护士规范化教学入手，继续完善工作满一年后的护士继续教育制度，为护士晋升打下扎实的基础。

（一）制定 3 年教学总目标及具体实施的年度分目标

1. 总目标

（1）专科理论目标：熟练掌握麻醉恢复期护理常规和各外科恢复期护理常规，熟练掌握麻醉恢复期常见并发症的预防及护理措施，了解麻醉学基础知识及各麻醉方法、麻醉监测技术。

（2）专科技能目标：熟练掌握恢复室 15 项专科技术操作；掌握麻醉科多种人工气道急救技术；熟练掌握各种急救护理技术；3～4 年后顺利晋升为护师。

2. 年度教学分目标

（1）第一年专科理论目标：熟练掌握麻醉恢复室护理常规，各专科护理常规，麻醉基础知识，基本麻醉方法，常用监测技术，科室特殊药品、物品管理，麻醉恢复室感染控制等，掌握《外科护理学》主要内容，每月记学习笔记，月底交护士长检查。参加护理部继续教育不少于 10 次，参加科室继续教育不少于 20 次。

技能目标：每月由教学组长组织练习基础操作 1 项和专科技术操作 1 项；完成护理病历 1 篇。

（2）第二年专科理论目标：熟练掌握麻醉恢复室常见并发症护理、麻醉科常用药品药理知识、常用药品配置剂量和方法、麻醉病人病情评估等，掌握本科教材《内科护理学》主要内容，每月记学习笔记，月底交护士长检查。参加护理部继续教育不少于 10 次，参加科室继续教育不少于 20 次。

技能目标：除巩固掌握恢复室专科技术操作外，还应熟悉麻醉科常用急救技术，如麻醉机辅助加压面罩吸氧法、气管导管插管法、环甲膜穿刺法、纤支镜硬支镜的使用配合；完成护理病历 1 篇。

（3）第三年专科理论目标：熟练掌握麻醉恢复期危重病护理，小儿、老年患者恢复期护理重点，熟悉本科教材《重症监护护理》主要内容，每月记学习笔记，月底交护士长检查。参加护理部继续教育不少于 10 次，参加科室继续教育不少于 20 次。

技能目标：熟练掌握麻醉恢复室专科操作技术常见

问题及预防措施。制作课件并讲课 1 次；自学英语。

（二）实施方法

护士长负责制定护士规范化培训总目标及年度分目标，由护士长、教学组长（主管护师）及麻醉医生担任护理教师。每月为护士安排 2 次继续教育课程，1 次教学查房；2 次操作练习：一次为专科技术操作，一次为基础操作。要求护士全程参与培训，每月做学习笔记。每月进行专科技术操作考核 1 次，基础技术操作 1 次，每年进行专科理论考核 1 次。参加护理部组织的护理基础理论考核 1 次，英语考核 1 次。并将历年成绩归纳统计。

要求全体护士积极参加护理部、外科临床部继续教育课程，了解相关护理学术动态和进展，拓宽知识面，修满当年学分。选派护士参加相关会议和学习班。

努力学习新业务、新技术，增长阅历。

培养护士掌握扎实的专科理论知识和操作技能，3 年后完成教学总目标，所有护士均在 3～4 年晋升为护师。

第三节 护师教学培训计划

（一）教学目标

通过为期 5 年的专科系统化培训，使麻醉恢复室护师熟练掌握麻醉恢复专科理论和专科技术操作；熟悉麻醉恢复室常见并发症的预防和护理措施；了解麻醉学基础知识及各专科麻醉方法、监测技术；掌握多种人工气道护理技术；掌握急救护理技术。使护师在晋升主管护师前对麻醉恢复专业有比较扎实的理论基础和熟练的操作技能。

（二）教员安排

由护士长及教学组长担任。

（三）讲课安排

每月 2 次恢复室继续教育，专科技术操作由教学组长示范。

（四）考核安排

除参加护理部统一考试外，每月组织专科考核（理论、操作各 1 次）。

（五）教学大纲

1. 理论知识

除要求护士了解、熟悉、掌握、熟练掌握的专科理论知识外，还包括下列内容：

（1）了解麻醉与呼吸、麻醉与循环、麻醉药理学、麻醉病人病情评估等基础麻醉知识。

（2）熟悉各外科术后麻醉恢复期护理常规和各专科护理要点。

（3）熟练掌握麻醉手术中心毒麻药管理制度和规范流程。

（4）掌握麻醉配合基本知识。

2. 护理技能

除要求护士了解、熟悉、掌握、熟练掌握的专科理论知识外，还包括下列内容：

（1）了解各类麻醉药品常用配置剂量和方法。

（2）掌握麻醉恢复期护理评估方法。

（3）熟练掌握双腔支气管导管拔管术、气管切开导管拔除术、输液泵使用法、一次性镇痛泵配置法、动脉采血及血气分析仪使用法。

（4）熟练掌握麻醉科几种常用急救技术：口咽鼻咽通气道置入法、麻醉机辅助加压面罩吸氧法、普通气管导管插管法、环甲膜穿刺法。

（5）掌握麻醉配合基本技能。

（六）教学计划

1. 第一年

（1）通读麻醉专业教材《麻醉解剖学》，每月组织一次，每次学一个章节。

（2）根据恢复室专科技术操作练习安排，每月练习并考核一项专科技术操作。

（3）完成恢复室教学讲课 1 次。

（4）完成护理论文 1 篇。

（5）自学英语。

2. 第二年

（1）通读麻醉专业教材《临床麻醉学》，每月组织一次，每次学一个章节。

（2）除每月练习并考核一项专科技术操作外；每季度练习一项常用急救技术，共 4 项：口咽鼻咽通气道置入法、麻醉机辅助加压面罩吸氧法、普通气管导管插管法、环甲膜穿刺法。

（3）完成恢复室教学讲课 1 次。

（4）完成护理论文 1 篇。

（5）自学英语。

3. 第三年

（1）通读麻醉专业教材《麻醉药理学》，每月组织一次，每次学一个章节。

（2）掌握各类麻醉药品药理知识、常用配置剂量和方法。

（3）承担新护士带教，完成恢复室教学讲课 2～3 次。

（4）发表护理论文 1 篇。

（5）自学英语。

4. 第四年

（1）通读麻醉专业教材《麻醉生理学》，每月组织一次，每次学一个章节。

（2）掌握各外科术后麻醉恢复期护理常规和各专科护理要点，总结积累护理经验。

（3）继续承担新护士带教，完成恢复室教学讲课3～4次。

（4）要求发表护理论著1篇。

（5）自学英语。

5. 第五年

（1）通读麻醉专业教材《危重病医学》，每月组织一次，每次学一个章节。

（2）掌握麻醉恢复期危重病护理、专科技术操作常见问题预防措施，总结积累护理经验。

（3）承担进修护士带教，完成恢复室教学讲课3～4次。

（4）要求发表护理论著1篇。

（5）英语达到大学英语四级水平。

6. 护师期间完成重症监护室轮转3个月。

（七）考核

1. 专科理论

2. 专科技术操作

第四节　主管护师教学培训计划

（一）教学目标

通过专科系统化培训，使麻醉恢复室主管掌握以下内容：

1. 熟练掌握外科各专科麻醉方法、护理特点及专科麻醉物品准备。

2. 熟悉评估困难气道方法、插管技术和处理原则。

3. 掌握重症监护基本护理理论。

4. 掌握麻醉恢复期常见并发症的处理及急救护理知识。

（二）教学大纲

1. 理论知识

除要求护士、护师了解、熟悉、掌握、熟练掌握的专科理论知识外，还包括下列内容：

（1）了解外科各专科麻醉方法、特点及专科麻醉物品准备。

（2）熟悉困难气道评估方法、插管技术和处理原则。

（3）掌握重症监护基本护理理论。

（4）掌握疼痛护理基本理论及评估方法。

（5）掌握麻醉恢复期常见并发症的急救和护理：呼吸道梗阻、呼吸抑制、气胸、心律失常、高血压、低血压、大出血、恶心呕吐、低温寒战、躁动谵妄、严重过敏、苏醒延迟、腔镜气腹并发症等。

2. 护理技能

除要求护士、护师了解、熟悉、掌握、熟练掌握专科理论知识外，还包括下列内容：

（1）掌握有创动脉压、中心静脉压、呼气末 CO_2、脑电双频谱指数（bispectral index，BIS）监护仪等特殊监测方法。

（2）掌握超声引导下外周神经阻滞及电极导管植入术的护理配合。

（3）掌握各类神经阻滞麻醉的配合。

（4）熟练掌握血气分析酸碱失衡的判断。

（5）熟练掌握多型号麻醉机的使用。

（6）熟练掌握麻醉科几种常用急救技术：口咽鼻咽通气道置入法、麻醉机辅助加压面罩吸氧法、普通气管导管插管法、环甲膜穿刺法。

（三）教学安排

1. 通读麻醉专业教材《危重病医学》，每月组织一次，每次学一个章节。

2. 掌握麻醉恢复期危重病护理、专科技术操作常见问题预防措施，总结积累护理经验。

3. 承担进修护士带教，完成恢复室教学讲课 15 学时/年。

4. 每年按要求发表护理论著 1 篇。

5. 英语达到大学英语四级水平。

（四）考核

1. 专科理论

2. 专科技术操作

第五节　（副）主任护师教学培训计划

（一）教学目标

通过专科系统化培训，使麻醉恢复室副主任护师掌握以下内容。

1. 熟练掌握临床各种麻醉方法护理与配合。

2. 熟练掌握麻醉科物资、药品请领与使用。

3. 熟悉评估困难气道方法、插管技术和处理原则。

4. 掌握麻醉恢复期常见并发症的处理及急救护理

知识。

5. 熟练掌握麻醉恢复期各专科危重病人护理特点。

6. 熟练掌握多模式镇痛理论及方法。

7. 不断提高自身科研水平，并能帮助低年资护理人员提高科研水平。

（二）教学大纲

1. 理论知识

除要求护士、护师、主管护师了解、熟悉、掌握、熟练掌握专科理论知识外，还包括下列内容：

（1）熟练掌握主管护师掌握的所有理论知识。

（2）熟练掌握麻醉恢复室临床教学的基本方法及理论。

（3）熟练掌握临床科研的基本方法及理论。

（4）熟练掌握常用麻醉方法、适应证及麻醉配合。

（5）熟悉各种抢救措施及应急预案。

（6）熟悉解放军总医院各种管理及规章制度。

（7）了解围麻醉期新业务新技术的发展动态。

2. 护理技能

（1）熟练掌握主管护师所有的护理技能。

（2）熟练掌握常见临床护理难题的分析解决方法。

（3）熟练掌握患者围麻醉期相关护理技能。

（4）熟练掌握与各类人员沟通的方法。

（5）熟练掌握临床教学的基本方法、组织与管理。

（6）熟练掌握撰写较高水平护理论文的基本方法。

（7）掌握临床科研的基本方法。

（三）教学安排

1. 通读麻醉专业教材《现代麻醉学》第三版，掌握各种抢救及应急处置流程。

2. 掌握麻醉恢复期危重病护理、专科技术操作常见问题预防措施，总结积累护理经验。

3. 承担进修护士带教，带领本专科护士积极开展新业务、新技术，完成恢复室教学讲课15学时/年。

4. 不断提高科研水平，按要求发表护理论著；了解本专业国内外发展动态。

5. 掌握外语“四会”，能阅读英文文献，能与国外同行进行专业交流。

（四）考核

1. 专科理论
2. 专科技术操作

第六节　“四生”教学培训计划

一、实习生教学培训计划

（一）教学目标

通过为期6周的专科系统化培训，使麻醉恢复室实习护士掌握以下内容：

1. 掌握麻醉恢复室基本理论。
2. 掌握各专科患者麻醉恢复期护理常规。
3. 掌握4项基础护理操作、麻醉护理5项专科技术操作。
4. 掌握恢复室常用急救护理技术。
5. 巩固学习护理学基本理论、基本护理技术。
6. 了解麻醉学基础知识及各类麻醉方法、监测技术。

使实习护士在出科前了解麻醉恢复护理专业概况。

（二）教学计划（共 6 周）

1. 教员安排：由护士长及具有护理教师资质的护师担任。实习生教学小组长具体负责。

2. 讲课安排：每周 1 次教学讲课；专科技术操作由教学组长示范。

3. 入科教育（第 1 天）

上午由护士长教学：总医院护士形象十条标准，人性化护理服务标准，麻醉恢复室文明用语服务规范，科室相关行政规定，护理行政管理规定。

下午由教学组长教学：熟悉手术室及恢复室环境、各功能区、各类麻醉物品药品、恢复室工作特点。

观摩一例麻醉及手术。

4. 掌握 5 项恢复室专科技术操作（第 2～3 天，由教学组长示教）

（1）心电监护。

（2）呼吸机连接与故障排除。

（3）气管导管拔除法。

（4）经口气管插管法。

（5）患者安全转运。

5. 掌握 4 项基础护理操作

（1）无菌技术。

（2）静脉输液。

（3）吸氧法。

（4）穿脱手术衣。

6. 恢复室临床带教（第 2～6 周，专人带教）

（1）学习恢复室各级护理人员职责、各班工作程序、恢复室护理职责及监护患者流程。

（2）学习恢复室护理记录单的填写。

（3）学习麻醉恢复期病人护理常规及各专科病人恢复期护理要点。

（4）学习恢复室病人常见并发症及处理。

呼吸系统并发症；循环系统并发症；麻醉恢复延迟；术后躁动、谵妄和疼痛；恶心、呕吐、反流和误吸；低温、寒战和高热；肾脏的并发症；过敏反应等。

（5）学习麻醉手术中心毒麻药品管理流程。

（6）掌握学习入、出恢复室标准及评分标准。

7. 讲课安排（每周1次，共6次，每周五18：00）

（1）麻醉恢复室护理模式及工作特点。

（2）麻醉恢复室感染控制。

（3）全麻气管插管的护理。

（4）麻醉护理。

（5）恢复室常见引流管的护理。

（6）老年患者麻醉恢复期护理。

（三）出科考核（第6周）

1. 专科理论（考试卷）。

2. 专科技术操作（抽考1项）。

3. 基础技术操作（抽考1项）。

4. 完成实习手册填写与审签。

5. 召开实习教学反馈及总结会，进行实习情况总结，完成护理部统一规范的实习护士评定。

二、手术室规培护师规范化教学培训计划

（一）培训时间

一个月（4周）。

（二）带教教员

由恢复室护士长、主责护士担任导师。

（三）培训内容与计划

1. 第 1 周：熟悉恢复室护理制度及每日工作流程

（1）了解恢复室护理工作制度和工作程序，上岗规定，恢复室文明用语及行为规范，恢复室感染控制制度，恢复室相关制度，麻醉手术中心药品管理。

（2）熟悉恢复室每日工作流程，恢复室每日工作常规，恢复室每周重点工作，麻醉科常用药品及物品管理，毒麻药规范管理。

2. 第 2 周：掌握恢复室护理职责及监护患者流程

（1）掌握恢复室各级护理人员职责，各班工作程序。

（2）掌握恢复室护理常规及监护患者流程。

（3）掌握恢复室护理记录单的填写。

（4）掌握恢复室专科技术操作。

1）多种型号监护仪的使用。

2）呼吸机使用及故障排除。

3）动脉采血及血气分析法。

4）PCA 泵配液法。

5）多种方式氧疗法。

6）气管导管拔除法。

3. 第 3～4 周：学习各专科病人麻醉恢复期护理

（1）麻醉恢复期护理常规

（2）麻醉恢复期病人常见并发症及处理

（3）常用药品药理作用及使用

（四）讲课安排（每周 1 次）

1. 恢复室护理工作模式及特点

2. 恢复室感染控制
3. 恢复室专科技术操作及演示
4. 麻醉护理

（五）出科考核

1. 专科理论（试卷）
2. 专科技术操作（抽考 1 项）

三、长期（6 个月）进修护士教学培训计划

（一）教学目标

通过为期 6 个月的专科系统化培训，使麻醉恢复室进修护士掌握以下内容：

1. 熟练掌握麻醉恢复室护理常规及常见并发症护理。
2. 熟悉麻醉恢复基本护理理论。
3. 熟悉麻醉恢复室工作程序及护理管理模式。
4. 熟悉麻醉恢复室 10 项专科护理质量标准；掌握 12 项专科技术操作。
5. 掌握手术室无菌制度、基础知识。
6. 掌握多种人工气道护理技术。
7. 掌握恢复期常用急救护理技术。
8. 了解麻醉学基础知识及各类麻醉方法、监测技术。

使进修护士在结业前对围麻醉恢复期护理专业有个全面的了解。

（二）教学计划

教员安排：由护士长及护师以上人员担任。

讲课安排：每月 2 次教学讲课，共 12 次；专科技术操作由教学组长示范。

教学时间：6 个月（约 22 周）。

1. 入科教育（第 1 周）

护士长教学：麻醉护理专业进修培训计划，麻醉恢复室文明用语服务规范，麻醉恢复室核心制度，麻醉恢复室相关文件资料，手术室及恢复室感染控制标准，麻醉恢复室教学管理，麻醉中心毒麻药管理制度。

教学组长教学：熟悉手术室及恢复室环境，各功能区，各类麻醉物品、药品管理。

2. 掌握恢复室专科技术操作（第 1 周）

（1）患者安全转运。

（2）心电监护。

（3）呼吸机使用及故障排除。

（4）储氧面罩吸氧法。

（5）口咽、鼻咽通气道放置法。

（6）气管导管拔除法。

（7）经口气管插管术。

（8）喉罩置入术。

（9）输液泵的使用法。

（10）PCA 泵配液法。

（11）动脉采血及血气分析仪操作法。

（12）麻醉机一般使用法。

3. 恢复室临床带教（第 2～17 周，轮转 3 个恢复室）

（1）学习恢复室各级护理人员职责、各班工作程序、恢复室护理职责及监护患者流程。

（2）学习恢复室护理记录单的填写。

（3）学习各专科全麻术后病人监测与护理要点。

小儿外科手术：各种儿科疾病术后病人麻醉恢复常规。保持输液管道通畅，严格记录出入量，做好皮肤护理。

胸外科手术：各种疾病术后病人麻醉恢复常规。重点观察胸腔引流液、血氧饱和度，注意病人疼痛的护理。

口腔科手术：各种疾病术后病人麻醉恢复常规。注意切口填塞物及口腔分泌物反流，根据病人是否有插管困难，严格掌握拔管指征。

泌尿外科手术：各种疾病术后病人麻醉恢复常规。注意观察膀胱冲洗的颜色及量，腹腔镜手术的麻醉恢复特点。

骨科手术：各种疾病术后病人常规监测。注意手术部位的制动，皮肤护理，神经运动功能观察，脊柱侧凸矫正术等创伤大手术后的急救配合。

耳鼻咽喉科手术：各种疾病术后病人常规监测。尤其观察鼾症病人、血管瘤切除病人切口的渗血量。

普通外科手术：各种疾病术后病人常规监测。重点观察甲状腺病人的伤口出血量及术后有无声音改变，腹膜后大肿瘤切除术后的急救配合。

肝胆外科手术：各种疾病术后病人常规监测。肝胆病人苏醒较慢，拔管前后充分给氧并密切观察病情。

眼科手术：各种疾病术后病人常规监测。特别注意观察血压，伤口敷料的保护。

脑外科手术：各种疾病术后病人常规监测。部分垂体瘤病人，严格掌握拔管指征。

妇科手术：各种疾病术后病人常规监测。密切观察伤口引流量，术后恶心、呕吐，防止误吸。

血管外科手术：密切观察四肢及末梢皮肤颜色、温度、感觉、运动。

（4）学习麻醉恢复期病人常见并发症及处理。

呼吸系统并发症；循环系统并发症；麻醉恢复延迟；术后躁动、谵妄和疼痛；恶心、呕吐、反流和误吸；低温、寒战和高热；肾脏的并发症；过敏反应等。

（5）学习麻醉手术中心毒麻药品管理流程。

4. 物品管理员工作（第 18 周）

跟班麻醉物品管理员，熟悉麻醉高值物品和麻醉收费。掌握麻醉收费单的录入、麻醉科感染控制相关工作。

5. 消化内镜麻醉护理、疼痛门诊护理工作（第 19～20 周）：了解科室门诊消化内镜麻醉护理、疼痛门诊诊疗护理配合工作。

6. 麻醉配合（第 21～22 周）

（1）全麻气管插管术的配合。

（2）临床实践气管插管（快插、慢插、环甲膜注射）。

（3）硬膜外麻醉的配合。

（4）有创动静脉监测的配合。

（5）常见人工气道护理技术。

7. 长期进修护士讲课安排（每月 2 次，共 12 次）

（1）麻醉恢复室感染控制。

（2）恢复室护理管理模式及工作特点。

（3）恢复室专科技术操作。

（4）全麻气管插管的护理。

（5）麻醉护理。

（6）恢复室常见并发症护理。

（7）麻醉恢复室护理安全管理。

（8）恢复室常用药物及急救药品知识。

（9）专科疾病护理（病例 1）。

（10）专科疾病护理（病例 2）。

（11）专科护理查房（病例 1）。

（12）专科护理查房（病例 2）。

8. 考核

（1）基础护理技术 1 项。

（2）专科理论。

（3）专科技术操作 1 项。

进修护士在学习期应仔细听讲，认真做好笔记，每 2 月组织考核一次。

四、短期（3 个月）进修护士教学培训计划

（一）教学目标

通过为期 3 个月的专科系统化培训，使麻醉恢复室短期进修护士掌握以下内容：

1. 熟练掌握麻醉恢复基本护理理论、常用专科技术操作。

2. 熟悉麻醉恢复室工作程序及护理管理模式。

3. 熟悉麻醉恢复室专科护理质量标准。

4. 了解麻醉学基础知识及各类麻醉方法、监测技术。

5. 掌握急救护理技术。

使短期进修护士在 3 个月期间对麻醉恢复期护理专业有个全面的了解。

（二）教学计划

教员安排：由护士长及恢复室组长担任。

讲课安排：每月 2 次教学讲课，共 6 次；专科操作由教学组长示范。

考核安排：每月组织考核 1 项。在 3 个月内完成基本护理技术、专科理论、专科技术操作考核。

教学时间：3 个月（约 13 周）

（三）教学安排

1. 入科教育（第 1～2 天）

上午由护士长教学：麻醉护理专业进修培训计划，麻醉恢复室文明用语服务规范，总医院护士形象十条标准，麻醉恢复室核心制度，手术室及恢复室感染控制标准，麻醉恢复室教学管理，麻手中心毒麻药管理制度。

下午由教学组长教学：熟悉手术室及恢复室环境，各功能区，各类麻醉物品、药品。

2. 掌握恢复室专科技术操作：（第3～5天，由教学组长示教）

（1）心电监护。

（2）呼吸机使用及故障排除。

（3）气管导管拔除法。

（4）多种方式氧疗法。

（5）口咽、鼻咽通气管放置法。

（6）动脉采血及血气分析仪操作法。

（7）输液泵的使用法。

（8）PCA泵配液法。

3. 临床护理带教（第2～10周，每月跟一名组长，轮转3个恢复室）

（1）学习恢复室各级护理人员职责、各班工作程序、恢复室护理职责及监护患者流程。

（2）学习恢复室护理记录单的填写。

（3）学习各专科全麻术后病人监测与护理要点。

（4）学习恢复室病人常见并发症及处理：呼吸系统并发症；循环系统并发症；麻醉恢复延迟；术后躁动、谵妄和疼痛；恶心、呕吐、反流和误吸；低温、寒战和高热；肾脏的并发症；过敏反应等。

（5）掌握麻醉手术中心毒麻药品管理流程。

4. 消毒工作、麻醉收费工作（第11周）

跟物品管理员工作。掌握麻醉物品的查对与请领，熟悉麻醉感染控制，掌握麻醉收费单的录入。

5. 麻醉护理配合工作（第 12 周）

（1）全麻气管插管术的配合。

（2）临床实践气管插管（快插、慢插、环甲膜注射）。

（3）硬膜外麻醉的配合。

（4）麻醉监测技术、新技术等。

6. 短期进修护士讲课安排（一个月 2～3 次，共 8 次）

（1）麻醉恢复室感染控制。

（2）恢复室护理管理模式及工作特点。

（3）恢复室专科技术操作。

（4）麻醉护理。

（5）恢复室常见并发症护理。

（6）麻醉恢复室护理安全管理。

（7）专科疾病护理（病例 1）。

（8）专科疾病护理（病例 2）。

7. 考核

（1）基本护理技术（1 项）。

（2）专科理论（试卷）。

（3）专科技术操作（1 项）。

进修护士在学习期应仔细听讲，认真做好笔记，每 2 月组织考核一次。

参 考 文 献

陈孝平, 汪建平. 2013. 外科学. 第8版. 北京: 人民卫生出版社.

程远, 郑洁萍, 陈淑萍. 2013. 麻醉科医院感染的危险因素分析及预防控制措施. 中华医学感染学杂志, 22(12): 366-367.

邓曼丽, 陈文珂, 韩燕敏. 2014. 5S管理法在麻醉恢复室感染控制中的应用. 中华现代护理杂志, 20(19): 2402-2404.

邓曼丽, 李静, 韩燕敏. 2015. 应用目标教学法开展麻醉恢复室护士规范化培训的效果. 04(9): 1084-1085.

邓曼丽, 路晓霞. 2010. 麻醉恢复室新护士规范化教学探讨. 护理研究, 24(3): 675-676.

邓曼丽, 宿文清, 赵燕. 2013. 优质护理服务在麻醉恢复室的应用. 中华现代护理杂志, 19(9): 1016-1017.

邓曼丽, 张伟丽, 路晓霞. 2015. 全麻手术后患者最适体位护理的研究. 11(20): 3441-3442.

邓曼丽. 2011. 大规模手术室高流量使用麻醉药品和精神药品的安全管理. 护理研究, 17(26): 3172-3173.

邓曼丽. 2013. 麻醉恢复室护理质量控制体系的建立与应用. 护理研究, 27(2): 370-371.

何丽, 李丽霞, 徐淑娟. 2014. 手术室护理规范化管理与教学. 北京: 人民军医出版社.

宋萍. 2012. 麻醉恢复室常见并发症分析与护理. 当代医学, 18(34): 118-119.

田宝文, 张强华, 朱劲松. 2011. PACU和ICU序贯模式在ICU专科护士培训中的作用. 护理学杂志, 26(6): 63-65.

王建荣, 周玉虹. 2012. 外科疾病护理指南. 北京: 人民军医出版社.

王庆华, 徐晖, 王文伟. 2012. 71例全身麻醉后下呼吸道感染患者的临床分析. 中华医学感染学杂志, 22(5): 933-934.

王晓伟, 尹燕云. 2006. 肺部分切除术后患者适宜体位探讨. 中国实用护理杂志, 22(1): 26-27.

王志萍, 曾因明, 季永. 2005. 对我国麻醉护理学专业教学的思考与建议. 中国高等医学教育, 2005(4): 33-34.

夏燕飞, 黄浩, 曹赞. 2012. 不同麻醉方法与老年患者术后下呼吸道感染相关性分析. 中华医学感染学杂志, 22(12): 2555-2556.

谢林艳, 杨华. 2011. 耳鼻喉科开展优质护理服务示范工程活动的实践与体会. 护理学报, 18(8): 40-42.

徐启明. 2005. 临床麻醉学. 2 版. 北京: 人民卫生出版社.

叶志霞, 皮红英, 周兰姝. 2016. 外科护理. 上海: 复旦大学出版社.

钟泰迪. 2003. 麻醉苏醒期病人的管理. 北京: 人民卫生出版社.

Rüsch D, Eberhart LH, Wallenborn J, et al. 2010. Nausea and vomiting after surgery under general anesthesia: an evi dence-based review concerning risk assessment, preven tion, and treatment. Dtsch Arztebl Int, 107(42): 733-741.

附录：麻醉恢复室表格

附表 1：手术间麻醉药品、精神药品使用登记本

手术间麻醉药品、精神药品使用专用登记本

____号手术间

____年____月____日至____年____月____日

日期	患者姓名	住院号	药品使用数量（支）							剩余药销毁	销毁时间	使用医生签字	护士签字
			哌替啶 100mg/支	芬太尼 0.1mg/支	瑞芬太尼 2mg/支	舒芬太尼 75μg/支	舒芬太尼 50μg/支	吗啡 10mg/支	氯胺酮 100mg/支				
使用批号													

续表

日期	患者姓名	住院号	药品使用数量（支）							剩余药销毁	销毁时间	使用医生签字	护士签字
			哌替啶 100mg/支	芬太尼 0.1mg/支	瑞芬太尼 2mg/支	舒芬太尼 75μg/支	舒芬太尼 50μg/支	吗啡 10mg/支	氯胺酮 100mg/支				
使用批号													
使用批号													

注：1. 手术间药品保险箱由巡回护士领取并负责保管，由麻醉医生用药后做好详细记录；2. 用药前麻醉医生、护士均要“唱药”，认真核对后使用并记录、签字；3. 有剩余药销毁，请详细记录，并注明销毁时间，无剩余药请写“无”；4. 剩余药销毁方式：医护核对后由护士推入黄色垃圾桶内。

附表 2：麻醉手术中心麻醉药品、精神药品交接班专用登记表

日期	保险箱号码	发放护士签字	领取护士签字	归还护士签字	核对护士签字

注：保险箱设相同基数（药品种类和数量相同），交接班在恢复室进行，此表请妥善保管。

附表3：麻醉手术中心毒麻药基数清点登记本

日期	芬太尼			瑞芬太尼			舒芬太尼			吗啡			杜冷丁			氯胺酮			核对护士签字	核对医生签字
	余药	处方	安瓿	余药	处方	安瓿	余药	处方	安瓿	余药	处方	安瓿	余药	处方	安瓿	余药	处方	安瓿		

附表 4：麻醉恢复室护理交班本

年　　月　　日

各恢复室收容量：医疗楼（　　）例，二层恢复室（　　）例，三层恢复室（　　）例。

抢救及特殊病例：

早班	晚班	夜班
毒麻药盒归还情况：	毒麻药盒归还情况：	毒麻药盒归还情况：
物品清点归还情况：	物品清点归还情况：	物品清点归还情况：
急救车：	急救车：	急救车：
其他：	其他：	其他：
签名：	签名：	签名：

附表 5：麻醉恢复室护理记录单

中国人民解放军总医院

麻醉恢复室记录

病室　　　　住院号　　　　日期

姓名　　性别　　年龄　　体重　　既往病史

手术诊断　　　　手术名称

麻醉方法　　全麻　　阻滞　　基础　　强化

术中出血量　　毫升　尿量　　毫升　其他　　总出量　　毫升

输血量　　毫升　　输液量　　毫升

手术时间　　小时　　分

出现问题及处理：大出血、低血压、高血压、心律失常、心衰、心搏骤停、插管困难、

呕吐、误吸、支气管痉挛、水和电解质失衡、酸碱失衡、肾功能不全。

时	间		
30	42°	220	
	41°	200	
25	40°	180	
	39°	160	
20	38°	140	
	37°	120	
15	36°	100	
	35°	80	
10	34°	60	
		40	
5		20	
		0	
SpO_2			

插管 ⊖
拔管 ⊘
血压 ∨ ∧
脉率 ·
体温 ×
呼吸 ○
意识恢复▲
自主呼吸恢复 S

恢复室评分	入室	出室
活动力		
呼吸		
循环		
神经状态		
肤色		
总分		

恢复室病程

留室时间

恢复室医生：

附表 6：护理交接班记录单

中国人民解放军总医院
手术患者交接单

常规　　手术患者信息（巡回填写）

手术间号(台)：______　(　　) 病区：__________ 姓名：______ ID号：______

手术日期：__________　手术名称：______________________________

入手术时间：__________　出手术时间：________　通知家属：__________

洗手/巡回：______________________________ 出血量：________ml

特殊文化：______________________________

术前交接

【交接时间】__________

【过敏史】有　　无

____

____

【术前针】有　　无

【术中带药】有　　无

____

____

【手术标记】有　　无

【导　尿】有　　无

【液　体】有　　无

【尿　管】有　　无

【活动义齿】有　　无

【患者衣服】______件

【影像资料】____张____

【皮　肤】好　异常

____

____

【特殊物品】有　　无

____

____

护士签名：手术室____

病房____

特殊情况说明：

____

术后交接（恢复室）

【交接时间】__________

【液　体】　有　　无

标识　通畅　部位已查

【尿　管】　有　　无

标识　通畅

【引流管】　有　　无

部位已查个数______

【带回血液制品】有　　无

血 浆________U

白细胞________ml

红细胞________U

血小板________U

冷沉淀________U

【患者衣服】______件

【影像资料】____张____

【皮　肤】好　异常

____

____

____

【特殊物品】有　　无

____

____

护士签名手术室____

恢复室____

特殊情况说明：

____

术后交接（病房）

【交接时间】__________

【液　体】　有　　无

标识　通畅　部位已查

【尿　管】　有　　无

标识　通畅

【引流管】　有　　无

部位已查个数______

【带回血液制品】有　　无

血 浆________U

白细胞________ml

红细胞________U

________U

冷沉淀________U

【患者衣服】______件

【影像资料】____张____

【皮　肤】好　异常

____

____

____

【特殊物品】有　　无

____

____

护士签名：手术室____

恢复室____

病房____

特殊情况说明：

____

目　　录

中华人民共和国主席令

第一二〇号

《中华人民共和国农产品质量安全法》已由中华人民共和国第十三届全国人民代表大会常务委员会第三十六次会议于2022年9月2日修订通过，现予公布，自2023年1月1日起施行。

中华人民共和国主席　习近平

2022年9月2日

中华人民共和国
农产品质量安全法

（2006 年 4 月 29 日第十届全国人民代表大会常务委员会第二十一次会议通过　根据 2018 年 10 月 26 日第十三届全国人民代表大会常务委员会第六次会议《关于修改〈中华人民共和国野生动物保护法〉等十五部法律的决定》修正　2022 年 9 月 2 日第十三届全国人民代表大会常务委员会第三十六次会议修订）

目　　录

第一章　总　　则

第一条　为了保障农产品质量安全，维护公众健康，促进农业和农村经济发展，制定本法。

第二条　本法所称农产品，是指来源于种植业、林业、畜牧业和渔业等的初级产品，即在农业活动中获得的植物、动物、微生物及其产品。

本法所称农产品质量安全，是指农产品质量达到农产品质量安全标准，符合保障人的健康、安全的要求。

第三条　与农产品质量安全有关的农产品生产经营及其监督管理活动，适用本法。

《中华人民共和国食品安全法》对食用农产品的市场销售、有关质量安全标准的制定、有关安全信息的公布和农业投入品已经作出规定的，应当遵守其规定。

第四条　国家加强农产品质量安全工作，实行源头治理、风险管理、全程控制，建立科学、严格的监督管理制度，构建协同、高效的社会共治体系。

第五条　国务院农业农村主管部门、市场监督管理部门依照本法和规定的职责，对农产品质量安全实施监督管理。

国务院其他有关部门依照本法和规定的职责承担农产品质量安全的有关工作。

第六条 县级以上地方人民政府对本行政区域的农产品质量安全工作负责，统一领导、组织、协调本行政区域的农产品质量安全工作，建立健全农产品质量安全工作机制，提高农产品质量安全水平。

县级以上地方人民政府应当依照本法和有关规定，确定本级农业农村主管部门、市场监督管理部门和其他有关部门的农产品质量安全监督管理工作职责。各有关部门在职责范围内负责本行政区域的农产品质量安全监督管理工作。

乡镇人民政府应当落实农产品质量安全监督管理责任，协助上级人民政府及其有关部门做好农产品质量安全监督管理工作。

第七条 农产品生产经营者应当对其生产经营的农产品质量安全负责。

农产品生产经营者应当依照法律、法规和农产品质量安全标准从事生产经营活动，诚信自律，接受社会监督，承担社会责任。

第八条 县级以上人民政府应当将农产品质量安全管理工作纳入本级国民经济和社会发展规划，所需经费列入本级预算，加强农产品质量安全监督管理能力建设。

第九条　国家引导、推广农产品标准化生产，鼓励和支持生产绿色优质农产品，禁止生产、销售不符合国家规定的农产品质量安全标准的农产品。

第十条　国家支持农产品质量安全科学技术研究，推行科学的质量安全管理方法，推广先进安全的生产技术。国家加强农产品质量安全科学技术国际交流与合作。

第十一条　各级人民政府及有关部门应当加强农产品质量安全知识的宣传，发挥基层群众性自治组织、农村集体经济组织的优势和作用，指导农产品生产经营者加强质量安全管理，保障农产品消费安全。

新闻媒体应当开展农产品质量安全法律、法规和农产品质量安全知识的公益宣传，对违法行为进行舆论监督。有关农产品质量安全的宣传报道应当真实、公正。

第十二条　农民专业合作社和农产品行业协会等应当及时为其成员提供生产技术服务，建立农产品质量安全管理制度，健全农产品质量安全控制体系，加强自律管理。

第二章　农产品质量安全风险管理和标准制定

第十三条　国家建立农产品质量安全风险监测制度。

国务院农业农村主管部门应当制定国家农产品质量安全风险监测计划，并对重点区域、重点农产品品种进行质量安全风险监测。省、自治区、直辖市人民政府农业农村主管部门应当根据国家农产品质量安全风险监测计划，结合本行政区域农产品生产经营实际，制定本行政区域的农产品质量安全风险监测实施方案，并报国务院农业农村主管部门备案。县级以上地方人民政府农业农村主管部门负责组织实施本行政区域的农产品质量安全风险监测。

县级以上人民政府市场监督管理部门和其他有关部门获知有关农产品质量安全风险信息后，应当立即核实并向同级农业农村主管部门通报。接到通报的农业农村主管部门应当及时上报。制定农产品质量安全风险监测计划、实施方案的部门应当及时研究分析，必要时进行调整。

第十四条　国家建立农产品质量安全风险评估制度。

国务院农业农村主管部门应当设立农产品质量安全风险评估专家委员会，对可能影响农产品质量安全的潜在危害进行风险分析和评估。国务院卫生健康、市场监督管理等部门发现需要对农产品进行质量安全风险评估的，应当向国务院农业农村主管部门提出风险评估建议。

农产品质量安全风险评估专家委员会由农业、食品、营养、生物、环境、医学、化工等方面的专家组成。

第十五条　国务院农业农村主管部门应当根据农产品质量安全风险监测、风险评估结果采取相应的管理措施，并将农产品质量安全风险监测、风险评估结果及时通报国务院市场监督管理、卫生健康等部门和有关省、自治区、直辖市人民政府农业农村主管部门。

县级以上人民政府农业农村主管部门开展农产品质量安全风险监测和风险评估工作时，可以根据需要进入农产品产地、储存场所及批发、零售市场。采集样品应当按照市场价格支付费用。

第十六条　国家建立健全农产品质量安全标准体系，确保严格实施。农产品质量安全标准是强制执行的标准，包括以下与农产品质量安全有关的要求：

（一）农业投入品质量要求、使用范围、用法、用量、安全间隔期和休药期规定；

（二）农产品产地环境、生产过程管控、储存、运输要求；

（三）农产品关键成分指标等要求；

（四）与屠宰畜禽有关的检验规程；

（五）其他与农产品质量安全有关的强制性要求。

《中华人民共和国食品安全法》对食用农产品的有关质量安全标准作出规定的，依照其规定执行。

第十七条　农产品质量安全标准的制定和发布，依照法律、行政法规的规定执行。

制定农产品质量安全标准应当充分考虑农产品质量安全风险评估结果，并听取农产品生产经营者、消费者、有关部门、行业协会等的意见，保障农产品消费安全。

第十八条 农产品质量安全标准应当根据科学技术发展水平以及农产品质量安全的需要，及时修订。

第十九条 农产品质量安全标准由农业农村主管部门商有关部门推进实施。

第三章 农产品产地

第二十条 国家建立健全农产品产地监测制度。

县级以上地方人民政府农业农村主管部门应当会同同级生态环境、自然资源等部门制定农产品产地监测计划，加强农产品产地安全调查、监测和评价工作。

第二十一条 县级以上地方人民政府农业农村主管部门应当会同同级生态环境、自然资源等部门按照保障农产品质量安全的要求，根据农产品品种特性和产地安全调查、监测、评价结果，依照土壤污染防治等法律、法规的规定提出划定特定农产品禁止生产区域的建议，报本级人民政府批准后实施。

任何单位和个人不得在特定农产品禁止生产区域种植、养殖、捕捞、采集特定农产品和建立特定农产品生产基地。

特定农产品禁止生产区域划定和管理的具体办法由国务院农业农村主管部门商国务院生态环境、自然资源等部门制定。

第二十二条 任何单位和个人不得违反有关环境保

护法律、法规的规定向农产品产地排放或者倾倒废水、废气、固体废物或者其他有毒有害物质。

农业生产用水和用作肥料的固体废物，应当符合法律、法规和国家有关强制性标准的要求。

第二十三条 农产品生产者应当科学合理使用农药、兽药、肥料、农用薄膜等农业投入品，防止对农产品产地造成污染。

农药、肥料、农用薄膜等农业投入品的生产者、经营者、使用者应当按照国家有关规定回收并妥善处置包装物和废弃物。

第二十四条 县级以上人民政府应当采取措施，加强农产品基地建设，推进农业标准化示范建设，改善农产品的生产条件。

第四章 农产品生产

第二十五条 县级以上地方人民政府农业农村主管部门应当根据本地区的实际情况，制定保障农产品质量安全的生产技术要求和操作规程，并加强对农产品生产经营者的培训和指导。

农业技术推广机构应当加强对农产品生产经营者质量安全知识和技能的培训。国家鼓励科研教育机构开展农产品质量安全培训。

第二十六条 农产品生产企业、农民专业合作社、农业社会化服务组织应当加强农产品质量安全管理。

农产品生产企业应当建立农产品质量安全管理制度，配备相应的技术人员；不具备配备条件的，应当委托具有专业技术知识的人员进行农产品质量安全指导。

国家鼓励和支持农产品生产企业、农民专业合作社、农业社会化服务组织建立和实施危害分析和关键控制点体系，实施良好农业规范，提高农产品质量安全管理水平。

第二十七条　农产品生产企业、农民专业合作社、农业社会化服务组织应当建立农产品生产记录，如实记载下列事项：

（一）使用农业投入品的名称、来源、用法、用量和使用、停用的日期；

（二）动物疫病、农作物病虫害的发生和防治情况；

（三）收获、屠宰或者捕捞的日期。

农产品生产记录应当至少保存二年。禁止伪造、变造农产品生产记录。

国家鼓励其他农产品生产者建立农产品生产记录。

第二十八条　对可能影响农产品质量安全的农药、兽药、饲料和饲料添加剂、肥料、兽医器械，依照有关法律、行政法规的规定实行许可制度。

省级以上人民政府农业农村主管部门应当定期或者不定期组织对可能危及农产品质量安全的农药、兽药、饲料和饲料添加剂、肥料等农业投入品进行监督抽查，并公布抽查结果。

农药、兽药经营者应当依照有关法律、行政法规的规定建立销售台账，记录购买者、销售日期和药品施用范围等内容。

第二十九条 农产品生产经营者应当依照有关法律、行政法规和国家有关强制性标准、国务院农业农村主管部门的规定，科学合理使用农药、兽药、饲料和饲料添加剂、肥料等农业投入品，严格执行农业投入品使用安全间隔期或者休药期的规定；不得超范围、超剂量使用农业投入品危及农产品质量安全。

禁止在农产品生产经营过程中使用国家禁止使用的农业投入品以及其他有毒有害物质。

第三十条 农产品生产场所以及生产活动中使用的设施、设备、消毒剂、洗涤剂等应当符合国家有关质量安全规定，防止污染农产品。

第三十一条 县级以上人民政府农业农村主管部门应当加强对农业投入品使用的监督管理和指导，建立健全农业投入品的安全使用制度，推广农业投入品科学使用技术，普及安全、环保农业投入品的使用。

第三十二条 国家鼓励和支持农产品生产经营者选用优质特色农产品品种，采用绿色生产技术和全程质量控制技术，生产绿色优质农产品，实施分等分级，提高农产品品质，打造农产品品牌。

第三十三条 国家支持农产品产地冷链物流基础设

施建设，健全有关农产品冷链物流标准、服务规范和监管保障机制，保障冷链物流农产品畅通高效、安全便捷，扩大高品质市场供给。

从事农产品冷链物流的生产经营者应当依照法律、法规和有关农产品质量安全标准，加强冷链技术创新与应用、质量安全控制，执行对冷链物流农产品及其包装、运输工具、作业环境等的检验检测检疫要求，保证冷链农产品质量安全。

第五章　农产品销售

第三十四条　销售的农产品应当符合农产品质量安全标准。

农产品生产企业、农民专业合作社应当根据质量安全控制要求自行或者委托检测机构对农产品质量安全进行检测；经检测不符合农产品质量安全标准的农产品，应当及时采取管控措施，且不得销售。

农业技术推广等机构应当为农户等农产品生产经营者提供农产品检测技术服务。

第三十五条　农产品在包装、保鲜、储存、运输中所使用的保鲜剂、防腐剂、添加剂、包装材料等，应当符合国家有关强制性标准以及其他农产品质量安全规定。

储存、运输农产品的容器、工具和设备应当安全、无害。禁止将农产品与有毒有害物质一同储存、运输，防止污染农产品。

第三十六条 有下列情形之一的农产品，不得销售：

（一）含有国家禁止使用的农药、兽药或者其他化合物；

（二）农药、兽药等化学物质残留或者含有的重金属等有毒有害物质不符合农产品质量安全标准；

（三）含有的致病性寄生虫、微生物或者生物毒素不符合农产品质量安全标准；

（四）未按照国家有关强制性标准以及其他农产品质量安全规定使用保鲜剂、防腐剂、添加剂、包装材料等，或者使用的保鲜剂、防腐剂、添加剂、包装材料等不符合国家有关强制性标准以及其他质量安全规定；

（五）病死、毒死或者死因不明的动物及其产品；

（六）其他不符合农产品质量安全标准的情形。

对前款规定不得销售的农产品，应当依照法律、法规的规定进行处置。

第三十七条 农产品批发市场应当按照规定设立或者委托检测机构，对进场销售的农产品质量安全状况进行抽查检测；发现不符合农产品质量安全标准的，应当要求销售者立即停止销售，并向所在地市场监督管理、农业农村等部门报告。

农产品销售企业对其销售的农产品，应当建立健全进货检查验收制度；经查验不符合农产品质量安全标准的，不得销售。

食品生产者采购农产品等食品原料，应当依照《中华人民共和国食品安全法》的规定查验许可证和合格证明，对无法提供合格证明的，应当按照规定进行检验。

第三十八条　农产品生产企业、农民专业合作社以及从事农产品收购的单位或者个人销售的农产品，按照规定应当包装或者附加承诺达标合格证等标识的，须经包装或者附加标识后方可销售。包装物或者标识上应当按照规定标明产品的品名、产地、生产者、生产日期、保质期、产品质量等级等内容；使用添加剂的，还应当按照规定标明添加剂的名称。具体办法由国务院农业农村主管部门制定。

第三十九条　农产品生产企业、农民专业合作社应当执行法律、法规的规定和国家有关强制性标准，保证其销售的农产品符合农产品质量安全标准，并根据质量安全控制、检测结果等开具承诺达标合格证，承诺不使用禁用的农药、兽药及其他化合物且使用的常规农药、兽药残留不超标等。鼓励和支持农户销售农产品时开具承诺达标合格证。法律、行政法规对畜禽产品的质量安全合格证明有特别规定的，应当遵守其规定。

从事农产品收购的单位或者个人应当按照规定收取、保存承诺达标合格证或者其他质量安全合格证明，对其收购的农产品进行混装或者分装后销售的，应当按照规定开具承诺达标合格证。

农产品批发市场应当建立健全农产品承诺达标合格证查验等制度。

县级以上人民政府农业农村主管部门应当做好承诺达标合格证有关工作的指导服务，加强日常监督检查。

农产品质量安全承诺达标合格证管理办法由国务院农业农村主管部门会同国务院有关部门制定。

第四十条 农产品生产经营者通过网络平台销售农产品的，应当依照本法和《中华人民共和国电子商务法》、《中华人民共和国食品安全法》等法律、法规的规定，严格落实质量安全责任，保证其销售的农产品符合质量安全标准。网络平台经营者应当依法加强对农产品生产经营者的管理。

第四十一条 国家对列入农产品质量安全追溯目录的农产品实施追溯管理。国务院农业农村主管部门应当会同国务院市场监督管理等部门建立农产品质量安全追溯协作机制。农产品质量安全追溯管理办法和追溯目录由国务院农业农村主管部门会同国务院市场监督管理等部门制定。

国家鼓励具备信息化条件的农产品生产经营者采用现代信息技术手段采集、留存生产记录、购销记录等生产经营信息。

第四十二条 农产品质量符合国家规定的有关优质

农产品标准的，农产品生产经营者可以申请使用农产品质量标志。禁止冒用农产品质量标志。

国家加强地理标志农产品保护和管理。

第四十三条 属于农业转基因生物的农产品，应当按照农业转基因生物安全管理的有关规定进行标识。

第四十四条 依法需要实施检疫的动植物及其产品，应当附具检疫标志、检疫证明。

第六章 监督管理

第四十五条 县级以上人民政府农业农村主管部门和市场监督管理等部门应当建立健全农产品质量安全全程监督管理协作机制，确保农产品从生产到消费各环节的质量安全。

县级以上人民政府农业农村主管部门和市场监督管理部门应当加强收购、储存、运输过程中农产品质量安全监督管理的协调配合和执法衔接，及时通报和共享农产品质量安全监督管理信息，并按照职责权限，发布有关农产品质量安全日常监督管理信息。

第四十六条 县级以上人民政府农业农村主管部门应当根据农产品质量安全风险监测、风险评估结果和农产品质量安全状况等，制定监督抽查计划，确定农产品质量安全监督抽查的重点、方式和频次，并实施农产品质量安全风险分级管理。

第四十七条　县级以上人民政府农业农村主管部门应当建立健全随机抽查机制，按照监督抽查计划，组织开展农产品质量安全监督抽查。

农产品质量安全监督抽查检测应当委托符合本法规定条件的农产品质量安全检测机构进行。监督抽查不得向被抽查人收取费用，抽取的样品应当按照市场价格支付费用，并不得超过国务院农业农村主管部门规定的数量。

上级农业农村主管部门监督抽查的同批次农产品，下级农业农村主管部门不得另行重复抽查。

第四十八条　农产品质量安全检测应当充分利用现有的符合条件的检测机构。

从事农产品质量安全检测的机构，应当具备相应的检测条件和能力，由省级以上人民政府农业农村主管部门或者其授权的部门考核合格。具体办法由国务院农业农村主管部门制定。

农产品质量安全检测机构应当依法经资质认定。

第四十九条　从事农产品质量安全检测工作的人员，应当具备相应的专业知识和实际操作技能，遵纪守法，恪守职业道德。

农产品质量安全检测机构对出具的检测报告负责。检测报告应当客观公正，检测数据应当真实可靠，禁止出具虚假检测报告。

第五十条　县级以上地方人民政府农业农村主管部

门可以采用国务院农业农村主管部门会同国务院市场监督管理等部门认定的快速检测方法，开展农产品质量安全监督抽查检测。抽查检测结果确定有关农产品不符合农产品质量安全标准的，可以作为行政处罚的证据。

第五十一条 农产品生产经营者对监督抽查检测结果有异议的，可以自收到检测结果之日起五个工作日内，向实施农产品质量安全监督抽查的农业农村主管部门或者其上一级农业农村主管部门申请复检。复检机构与初检机构不得为同一机构。

采用快速检测方法进行农产品质量安全监督抽查检测，被抽查人对检测结果有异议的，可以自收到检测结果时起四小时内申请复检。复检不得采用快速检测方法。

复检机构应当自收到复检样品之日起七个工作日内出具检测报告。

因检测结果错误给当事人造成损害的，依法承担赔偿责任。

第五十二条 县级以上地方人民政府农业农村主管部门应当加强对农产品生产的监督管理，开展日常检查，重点检查农产品产地环境、农业投入品购买和使用、农产品生产记录、承诺达标合格证开具等情况。

国家鼓励和支持基层群众性自治组织建立农产品质量安全信息员工作制度，协助开展有关工作。

第五十三条 开展农产品质量安全监督检查，有权采取下列措施：

（一）进入生产经营场所进行现场检查，调查了解农产品质量安全的有关情况；

（二）查阅、复制农产品生产记录、购销台账等与农产品质量安全有关的资料；

（三）抽样检测生产经营的农产品和使用的农业投入品以及其他有关产品；

（四）查封、扣押有证据证明存在农产品质量安全隐患或者经检测不符合农产品质量安全标准的农产品；

（五）查封、扣押有证据证明可能危及农产品质量安全或者经检测不符合产品质量标准的农业投入品以及其他有毒有害物质；

（六）查封、扣押用于违法生产经营农产品的设施、设备、场所以及运输工具；

（七）收缴伪造的农产品质量标志。

农产品生产经营者应当协助、配合农产品质量安全监督检查，不得拒绝、阻挠。

第五十四条　县级以上人民政府农业农村等部门应当加强农产品质量安全信用体系建设，建立农产品生产经营者信用记录，记载行政处罚等信息，推进农产品质量安全信用信息的应用和管理。

第五十五条　农产品生产经营过程中存在质量安全隐患，未及时采取措施消除的，县级以上地方人民政府农业农村主管部门可以对农产品生产经营者的法定代表人或者主要负责人进行责任约谈。农产品生产经营者应当立即采取措施，进行整改，消除隐患。

第五十六条 国家鼓励消费者协会和其他单位或者个人对农产品质量安全进行社会监督，对农产品质量安全监督管理工作提出意见和建议。任何单位和个人有权对违反本法的行为进行检举控告、投诉举报。

县级以上人民政府农业农村主管部门应当建立农产品质量安全投诉举报制度，公开投诉举报渠道，收到投诉举报后，应当及时处理。对不属于本部门职责的，应当移交有权处理的部门并书面通知投诉举报人。

第五十七条 县级以上地方人民政府农业农村主管部门应当加强对农产品质量安全执法人员的专业技术培训并组织考核。不具备相应知识和能力的，不得从事农产品质量安全执法工作。

第五十八条 上级人民政府应当督促下级人民政府履行农产品质量安全职责。对农产品质量安全责任落实不力、问题突出的地方人民政府，上级人民政府可以对其主要负责人进行责任约谈。被约谈的地方人民政府应当立即采取整改措施。

第五十九条 国务院农业农村主管部门应当会同国务院有关部门制定国家农产品质量安全突发事件应急预案，并与国家食品安全事故应急预案相衔接。

县级以上地方人民政府应当根据有关法律、行政法规的规定和上级人民政府的农产品质量安全突发事件应急预案，制定本行政区域的农产品质量安全突发事件应急预案。

发生农产品质量安全事故时，有关单位和个人应当采取控制措施，及时向所在地乡镇人民政府和县级人民政府农业农村等部门报告；收到报告的机关应当按照农产品质量安全突发事件应急预案及时处理并报本级人民政府、上级人民政府有关部门。发生重大农产品质量安全事故时，按照规定上报国务院及其有关部门。

任何单位和个人不得隐瞒、谎报、缓报农产品质量安全事故，不得隐匿、伪造、毁灭有关证据。

第六十条　县级以上地方人民政府市场监督管理部门依照本法和《中华人民共和国食品安全法》等法律、法规的规定，对农产品进入批发、零售市场或者生产加工企业后的生产经营活动进行监督检查。

第六十一条　县级以上人民政府农业农村、市场监督管理等部门发现农产品质量安全违法行为涉嫌犯罪的，应当及时将案件移送公安机关。对移送的案件，公安机关应当及时审查；认为有犯罪事实需要追究刑事责任的，应当立案侦查。

公安机关对依法不需要追究刑事责任但应当给予行政处罚的，应当及时将案件移送农业农村、市场监督管理等部门，有关部门应当依法处理。

公安机关商请农业农村、市场监督管理、生态环境等部门提供检验结论、认定意见以及对涉案农产品进行无害化处理等协助的，有关部门应当及时提供、予以协助。

第七章 法律责任

第六十二条 违反本法规定，地方各级人民政府有下列情形之一的，对直接负责的主管人员和其他直接责任人员给予警告、记过、记大过处分；造成严重后果的，给予降级或者撤职处分：

（一）未确定有关部门的农产品质量安全监督管理工作职责，未建立健全农产品质量安全工作机制，或者未落实农产品质量安全监督管理责任；

（二）未制定本行政区域的农产品质量安全突发事件应急预案，或者发生农产品质量安全事故后未按照规定启动应急预案。

第六十三条 违反本法规定，县级以上人民政府农业农村等部门有下列行为之一的，对直接负责的主管人员和其他直接责任人员给予记大过处分；情节较重的，给予降级或者撤职处分；情节严重的，给予开除处分；造成严重后果的，其主要负责人还应当引咎辞职：

（一）隐瞒、谎报、缓报农产品质量安全事故或者隐匿、伪造、毁灭有关证据；

（二）未按照规定查处农产品质量安全事故，或者接到农产品质量安全事故报告未及时处理，造成事故扩大或者蔓延；

（三）发现农产品质量安全重大风险隐患后，未及时采取相应措施，造成农产品质量安全事故或者不良社会影响；

（四）不履行农产品质量安全监督管理职责，导致发生农产品质量安全事故。

第六十四条 县级以上地方人民政府农业农村、市场监督管理等部门在履行农产品质量安全监督管理职责过程中，违法实施检查、强制等执法措施，给农产品生产经营者造成损失的，应当依法予以赔偿，对直接负责的主管人员和其他直接责任人员依法给予处分。

第六十五条 农产品质量安全检测机构、检测人员出具虚假检测报告的，由县级以上人民政府农业农村主管部门没收所收取的检测费用，检测费用不足一万元的，并处五万元以上十万元以下罚款，检测费用一万元以上的，并处检测费用五倍以上十倍以下罚款；对直接负责的主管人员和其他直接责任人员处一万元以上五万元以下罚款；使消费者的合法权益受到损害的，农产品质量安全检测机构应当与农产品生产经营者承担连带责任。

因农产品质量安全违法行为受到刑事处罚或者因出具虚假检测报告导致发生重大农产品质量安全事故的检测人员，终身不得从事农产品质量安全检测工作。农产品质量安全检测机构不得聘用上述人员。

农产品质量安全检测机构有前两款违法行为的，由授予其资质的主管部门或者机构吊销该农产品质量安全检测机构的资质证书。

第六十六条　违反本法规定，在特定农产品禁止生产区域种植、养殖、捕捞、采集特定农产品或者建立特定农产品生产基地的，由县级以上地方人民政府农业农村主管部门责令停止违法行为，没收农产品和违法所得，并处违法所得一倍以上三倍以下罚款。

违反法律、法规规定，向农产品产地排放或者倾倒废水、废气、固体废物或者其他有毒有害物质的，依照有关环境保护法律、法规的规定处理、处罚；造成损害的，依法承担赔偿责任。

第六十七条　农药、肥料、农用薄膜等农业投入品的生产者、经营者、使用者未按照规定回收并妥善处置包装物或者废弃物的，由县级以上地方人民政府农业农村主管部门依照有关法律、法规的规定处理、处罚。

第六十八条　违反本法规定，农产品生产企业有下列情形之一的，由县级以上地方人民政府农业农村主管部门责令限期改正；逾期不改正的，处五千元以上五万元以下罚款：

（一）未建立农产品质量安全管理制度；

（二）未配备相应的农产品质量安全管理技术人员，且未委托具有专业技术知识的人员进行农产品质量安全指导。

第六十九条 农产品生产企业、农民专业合作社、农业社会化服务组织未依照本法规定建立、保存农产品生产记录，或者伪造、变造农产品生产记录的，由县级以上地方人民政府农业农村主管部门责令限期改正；逾期不改正的，处二千元以上二万元以下罚款。

第七十条 违反本法规定，农产品生产经营者有下列行为之一，尚不构成犯罪的，由县级以上地方人民政府农业农村主管部门责令停止生产经营、追回已经销售的农产品，对违法生产经营的农产品进行无害化处理或者予以监督销毁，没收违法所得，并可以没收用于违法生产经营的工具、设备、原料等物品；违法生产经营的农产品货值金额不足一万元的，并处十万元以上十五万元以下罚款，货值金额一万元以上的，并处货值金额十五倍以上三十倍以下罚款；对农户，并处一千元以上一万元以下罚款；情节严重的，有许可证的吊销许可证，并可以由公安机关对其直接负责的主管人员和其他直接责任人员处五日以上十五日以下拘留：

（一）在农产品生产经营过程中使用国家禁止使用的农业投入品或者其他有毒有害物质；

（二）销售含有国家禁止使用的农药、兽药或者其他化合物的农产品；

（三）销售病死、毒死或者死因不明的动物及其产品。

明知农产品生产经营者从事前款规定的违法行为，

仍为其提供生产经营场所或者其他条件的，由县级以上地方人民政府农业农村主管部门责令停止违法行为，没收违法所得，并处十万元以上二十万元以下罚款；使消费者的合法权益受到损害的，应当与农产品生产经营者承担连带责任。

第七十一条　违反本法规定，农产品生产经营者有下列行为之一，尚不构成犯罪的，由县级以上地方人民政府农业农村主管部门责令停止生产经营、追回已经销售的农产品，对违法生产经营的农产品进行无害化处理或者予以监督销毁，没收违法所得，并可以没收用于违法生产经营的工具、设备、原料等物品；违法生产经营的农产品货值金额不足一万元的，并处五万元以上十万元以下罚款，货值金额一万元以上的，并处货值金额十倍以上二十倍以下罚款；对农户，并处五百元以上五千元以下罚款：

（一）销售农药、兽药等化学物质残留或者含有的重金属等有毒有害物质不符合农产品质量安全标准的农产品；

（二）销售含有的致病性寄生虫、微生物或者生物毒素不符合农产品质量安全标准的农产品；

（三）销售其他不符合农产品质量安全标准的农产品。

第七十二条　违反本法规定，农产品生产经营者有下列行为之一的，由县级以上地方人民政府农业农村主管部门责令停止生产经营、追回已经销售的农产品，对违法生产经营的农产品进行无害化处理或者予以监督销毁，没收违法所得，并可以没收用于违法生产经营的工具、设备、原料等物品；违法生产经营的农产品货值金额不足一万元的，并处五千元以上五万元以下罚款，货值金额一万元以上的，并处货值金额五倍以上十倍以下罚款；对农户，并处三百元以上三千元以下罚款：

（一）在农产品生产场所以及生产活动中使用的设施、设备、消毒剂、洗涤剂等不符合国家有关质量安全规定；

（二）未按照国家有关强制性标准或者其他农产品质量安全规定使用保鲜剂、防腐剂、添加剂、包装材料等，或者使用的保鲜剂、防腐剂、添加剂、包装材料等不符合国家有关强制性标准或者其他质量安全规定；

（三）将农产品与有毒有害物质一同储存、运输。

第七十三条　违反本法规定，有下列行为之一的，由县级以上地方人民政府农业农村主管部门按照职责给予批评教育，责令限期改正；逾期不改正的，处一百元以上一千元以下罚款：

（一）农产品生产企业、农民专业合作社、从事农产品收购的单位或者个人未按照规定开具承诺达标合格证；

（二）从事农产品收购的单位或者个人未按照规定收取、保存承诺达标合格证或者其他合格证明。

第七十四条　农产品生产经营者冒用农产品质量标

志，或者销售冒用农产品质量标志的农产品的，由县级以上地方人民政府农业农村主管部门按照职责责令改正，没收违法所得；违法生产经营的农产品货值金额不足五千元的，并处五千元以上五万元以下罚款，货值金额五千元以上的，并处货值金额十倍以上二十倍以下罚款。

第七十五条　违反本法关于农产品质量安全追溯规定的，由县级以上地方人民政府农业农村主管部门按照职责责令限期改正；逾期不改正的，可以处一万元以下罚款。

第七十六条　违反本法规定，拒绝、阻挠依法开展的农产品质量安全监督检查、事故调查处理、抽样检测和风险评估的，由有关主管部门按照职责责令停产停业，并处二千元以上五万元以下罚款；构成违反治安管理行为的，由公安机关依法给予治安管理处罚。

第七十七条　《中华人民共和国食品安全法》对食用农产品进入批发、零售市场或者生产加工企业后的违法行为和法律责任有规定的，由县级以上地方人民政府市场监督管理部门依照其规定进行处罚。

第七十八条　违反本法规定，构成犯罪的，依法追究刑事责任。

第七十九条　违反本法规定，给消费者造成人身、财产或者其他损害的，依法承担民事赔偿责任。生产经营者财产不足以同时承担民事赔偿责任和缴纳罚款、罚金时，先承担民事赔偿责任。

食用农产品生产经营者违反本法规定，污染环境、侵害众多消费者合法权益，损害社会公共利益的，人民检察院可以依照《中华人民共和国民事诉讼法》、《中华人民共和国行政诉讼法》等法律的规定向人民法院提起诉讼。

第八章　附　　则

第八十条　粮食收购、储存、运输环节的质量安全管理，依照有关粮食管理的法律、行政法规执行。

第八十一条　本法自2023年1月1日起施行。

关于《中华人民共和国农产品质量安全法(修订草案)》的说明

——2021 年 10 月 19 日在第十三届全国人民代表大会常务委员会第三十一次会议上

农业农村部部长　唐仁健

委员长、各位副委员长、秘书长、各位委员：

我受国务院委托，对《中华人民共和国农产品质量安全法(修订草案)》作说明。

一、修订工作情况

党中央、国务院高度重视农产品质量安全工作。习近平总书记指出，要把农产品质量安全作为转变农业发展方式、加快现代农业建设的关键环节，坚持源头治理、标本兼治，用“四个最严”，确保广大人民群众“舌尖上的安全”。李克强总理强调，要夯实各方责任，完善监管体制机制，坚持不懈地抓好农产品质量和食品安全监管，确保食品安全，维护人民健康。

现行农产品质量安全法是2006年制定的，2018年对个别条款进行了修正。现行法公布实施以来，对规范农产品生产经营活动、保障农产品质量安全发挥了重要作用。近年来，我国主要农产品例行监测合格率稳定保持在97%以上，农产品质量安全态势总体向好。2018年全国人大常委会进行执法检查，在充分肯定现行法公布实施以来取得显著成效的同时，也指出一些条款已明显不适应当前农产品质量安全监管形势，操作性不强、实施难度大；存在处罚过轻、违法成本太低等问题，建议对现行法进行修订。

按照党中央、国务院决策部署和有关工作安排，农业农村部在总结实践经验的基础上，会同有关方面起草了《中华人民共和国农产品质量安全法（修订草案送审稿）》，向社会公开征求了意见，提请国务院审批。收到此件后，司法部先后两次征求有关部门、地方政府、科研机构和部分农产品生产企业的意见，召开座谈会和专家论证会，会同农业农村部、市场监管总局等部门进行反复研究修改，形成了《中华人民共和国农产品质量安全法（修订草案）》（以下简称草案）。草案已经国务院第147次常务会议讨论通过。

二、修订的主要内容

现行农产品质量安全法共八章五十六条，草案共八章八十一条。修订工作以习近平新时代中国特色社会主义思想为指导，贯彻落实党中央、国务院关于强化农产品质量和食品安全工作的决策部署，按照“四个最严”的要求，以全国人大常委会执法检查报告指出的问题为重点，主要修订了以下内容：

（一）健全农产品质量安全责任机制。一是明确农产品质量安全工作坚持预防为主、风险管理、源头治理、全程控制的原则。二是明确农产品生产经营者对其生产经营的农产品质量安全负责，要求生产经营者诚信自律，接受社会监督，承担社会责任。三是落实地方人民政府的属地管理责任和部门的监督管理职责，规定县级以上地方人民政府对本行政区域的农产品质量安全工作负责；各级农业农村、市场监督管理等有关部门依法依职责承担农产品质量安全监管工作。四是构建协同、高效的社会共治体系，要求注重发挥基层群众性自治组织在农产品质量安全管理中的优势和作用，鼓励其建立农产品质量安全信息员制度，协助开展有关工作。（第四条至第七条、第十一条、第五十条）

（二）强化农产品质量安全风险管理和标准制定。一是完善农产品质量安全风险监测制度，明确国务院农业农村主管部门负责制定风险监测计划，对重点区域、重点农产品品种进行质量安全风险监测；省级农业农村主管部门负责制定本行政区域风险监测实施方案；县级以上地方农业农村主管部门负责组织实施。二是完善农产品质量安全风险评估制度，规定国务院农业农村主管部门设立专家委员会负责风险分析和评估，明确专家委员会的成员组成。三是明确农产品质量安全标准的内容，包括与农产品质量安全有关的农业投入品质量和使用要求、农产品产地环境和生产过程管控要求、农产品关键成分指标要求、屠宰畜禽检验规程等。同时规定涉及食用农产品的质量安全标准，依照食品安全法执行。（第十三条、第十四条、第十六条）

（三）完善农产品生产经营全过程管控措施。一是建立农产品产地监测制度，要求县级以上地方农业农村主管部门会同生态环境、自然资源等有关部门制定监测计划，加强农产品产地安全调查、监测和评价工作；与土壤污染防治法衔接，将现行法规定的“农产品禁止生产区域”修改为“特定农产品严格管控区域”。二是加强地理标志农产品保护和管理，鼓励采用绿色生产技术和全程质量控制技术，提高农产品品质，打造农产品品牌。三是建立内控管理制度，规定农产品生产企业应当建立农产品质量安全管理制度，鼓励、支持农产品生产企业、农民专业合作社、农业社会化服务组织建立和实施危害分析和关键控制点体系。

四是建立食用农产品质量安全追溯制度，规定农产品生产企业、农民专业合作社应当依法开具食用农产品质量安全承诺合格证，并对其销售的农产品质量安全负责；对列入食用农产品质量安全追溯目录的食用农产品实施追溯管理。（第二十条、第二十一条、第二十七条、第三十四条、第三十九条、第四十条）

（四）完善农产品质量安全监督管理措施。一是规范监督抽查工作，规定县级以上农业农村主管部门应当制定农产品质量安全监督抽查计划，确定抽查的重点、方式和频次，组织开展监督抽查；要求检测人员具备相应专业知识和技能、恪守职业道德，严禁检测机构出具虚假检测报告。二是加强农产品生产日常检查，重点检查产地环境、农业投入品等内容；建立农产品生产经营者信用记录制度。三是完善监督检查措施，规定开展农产品质量安全监督检查，有权采取进入生产经营场所进行现场检查，查阅复制农产品生产记录等资料，抽样检测，查封扣押不符合农产品质量安全标准的农产品、农业投入品和用于违法生产经营的设施设备等措施。四是强化考核问责，规定上级人民政府应当督促下级人民政府履行农产品质量安全监管职责，对落实不力、问题突出的地方人民政府，可以对其主要负责人进行责任约谈。五是完善应急措施，规定国务院农业农村主管部门会同有关部门制定国家农产品质量安全突发事件应急预案，县级以上地方人民政府制定本行政区域的农产品质量安全突发事件应急预案。六是强化行刑衔接，规定县级以上农业农村、市场监督管理、公安等有关部门应当做好执法衔接和配合。（第四十四条至第四十七条、第五十条至第五十二条、第五十六条至第五十九条）

此外，草案加大了对违法行为的处罚力度，大幅提高农产品生产经营者的违法成本，完善监管主体的法律责任，并与食品安全法有关处罚的规定作了衔接。（第七章）

草案和以上说明是否妥当，请审议。

全国人民代表大会宪法和法律委员会关于《中华人民共和国农产品质量安全法（修订草案）》修改情况的汇报

全国人民代表大会常务委员会：

常委会第三十一次会议对农产品质量安全法修订草案进行了初次审议。会后，法制工作委员会将修订草案印发各省（区、市）人大、中央有关部门和部分基层立法联系点、全国人大代表、研究机构等征求意见；在中国人大网全文公布修订草案征求社会公众意见。宪法和法律委员会、农业与农村委员会、法制工作委员会联合召开座谈会，听取中央有关部门、基层立法联系点、全国人大代表、专家学者、基层干部、农民专业合作社和行业协会对修订草案的意见。法制工作委员会到中国农业科学院调研，与中央有关部门、专家学者进行座谈，以视频方式调研了江苏、浙江的部分农产品生产企业、农产品批发市场和农产品质量安全监督管理站，听取意见，并就修订草案的有关问题与司法部、农业农村部、国家市场监督管理总局等交换意见，共同研究。宪法和法律委员会于5月24日召开会议，根据常委会组成人员的审议意见和各方面意见，对修订草案进行了逐条审议，农业与农村委员会有关负责同志列席了会议，同时书面征求了司法部、农业农村部、国家市场监督管理总局的意见。6月14日，宪法和法律委员会召开会议，再次进行了审议。现将农产品质量安全法修订草案主要问题修改情况汇报如下：

一、有的常委委员和地方、部门提出，应强化农产品质量安全宣传教育和技术培训，提高全社会农产品质量安全意识。宪法和法律委员会经研究，建议增加以下规定：一是新闻媒体应当开展农产品质量安全法律、法规和农产品质量安全知识的公益宣传，对违法行为进行舆论监督；二是农业技术推广等机构应当依法为农户等农产品生产经营者提供农产品检测技术服务。

二、有些常委会组成人员和部门、全国人大代表、社会公众建议，进一步压实有关主体的农产品质量安全责任。宪法和法律委员会经研究，建议作以下修改：一是规定国家支持农产品产地冷链物流基础设施建设，健全有关冷链物流标准、服务规范和监管保障机制，相关企业应当依照法律、法规和有关标准，保证冷链物流的农产品质量安全；二是恢复现行法第三十七条农产品批发市场、农产品销售企业有关农产品质量安全责任的规定，并与部门监管职责相衔接；三是对通过网络平台销售农产品的农产品经营者和平台经营者的农产品质量安全责任作出衔接性规定。

三、修订草案第三十九条规定，农产品生产企业、农民专业合作社对其销售的食用农产品应当开具承诺合格证；从事农产品收购的单位或者个人应当收取并保存承诺合格证。有些常委委员和部门、社会公众提出，总结承诺达标合格证制度试点经验，应区分情况，增加相关责任主体，按照法律法规规定，对生猪、生鲜乳应实行更严的监管措施。宪法和法律委员会经研究，建议对修订草案作以下修改：一是增加规定，食品生产者和餐饮服务提供者应当按照规定收取并保存承诺达标合格证，从事农产品收购的单位或者个人对其收购的农产品分装后销售的，应当按照规定开具承诺达标合格证；二是考虑到行政法规对生猪的质量安全实行更严格的检验检疫管理，对特定畜禽产品的质量安全合格证明材料作出相应衔接性规定；三是增加农产品批发市场开办者应当查验承诺达标合格证的规定；四是增加规定，农业农村主管部门应当做好承诺达标合格证有关工作的指导服务和日常监督检查，并完善有关法律责任。

同时，修订草案明确建立食用农产品质量安全追溯制度，并授权国务院农业农村主管部门会同有关部门制定追溯目录、承诺合格证管理办法。本法主要调整适用食用农产品的质量安全管理，修订草案拟不具体区分食用农产品、非食用农产品而实行不同的监管措施，可在授权制定的具体管理办法中作出进一步规定。

四、有些常委委员和地方、部门提出，总结实践经验和做法，需要明确加强农业农村、市场监督管理部门的工作协调配合。宪法和法律委员会经研究，建议在修订草案第七十七条关于农业农村、市场监督管理部门执法分工的基础上，增加规定：农业农村、市场监督管理等有关部门应当建立健全农产品质量安全全程监督管理工作机制，加强收购、储存、运输过程中农产品质量安全监管的协调配合和执法衔接。

此外，还对修订草案作了一些文字修改。

修订草案二次审议稿已按上述意见作了修改，宪法和法律委员会建议提请本次常委会会议继续审议。

修订草案二次审议稿和以上汇报是否妥当，请审议。

全国人民代表大会宪法和法律委员会

2022 年 6 月 21 日

全国人民代表大会宪法和法律委员会关于《中华人民共和国农产品质量安全法(修订草案)》审议结果的报告

全国人民代表大会常务委员会：

常委会第三十五次会议对农产品质量安全法修订草案进行了二次审议。会后，法制工作委员会在中国人大网全文公布修订草案二次审议稿，征求社会公众意见。宪法和法律委员会、法制工作委员会到四川省、黑龙江省等地调研，听取意见，并就修订草案的有关问题同有关方面交换意见，共同研究。宪法和法律委员会于7月19日召开会议，根据委员长会议精神、常委会组成人员审议意见和各方面的意见，对修订草案进行了逐条审议。农业与农村委员会、司法部、农业农村部、国家市场监督管理总局有关负责同志列席了会议。8月17日，宪法和法律委员会召开会议，再次进行了审议。宪法和法律委员会认为，修订草案经过两次审议修改，已经比较成熟。同时，提出以下主要修改意见：

一、有的常委会组成人员和地方、社会公众提出，农产品质量安全标准是强制执行的标准，应全面体现“四个最严”的要求。宪法和法律委员会经研究，建议作以下修改：一是，在本法关于农产品质量安全的定义中增加生产经营的农产品达到农产品质量安全标准的内容；二是，在国家建立健全农产品质量安全标准体系的基础上，明确要求“确保严格实施”；三是，在农产品质量安全标准中增加“储存、运输”农产品过程中的质量安全管理要求。

二、有的常委会组成人员和部门、社会公众建议，进一步强化地方政府的属地管理责任和生产经营者主体责任。宪法和法律委员会经研究，建议作以下修改：一是，国务院农业农村主管部门在将农产品质量安全风险监测和风险评估结果及时通报国务院市场监督管理、卫生健康等部门的同时，还应当通报有关省、自治区、直辖市人民政府农业农村主管部门；二是，增加规定，因农产品质量安全监督管理责任落实不力、问题突出被约谈的地方人民政府，应当及时采取整改措施；三是，明确被农业农村主管部门约谈的农产品生产经营者应当立即采取措施，进行整改，消除隐患。

三、有的常委委员提出，应规范有关部门的履职行为，加强“双随机”抽查监管，提高执法效能。宪法和法律委员会经研究，建议增加规定：县级以上人民政府农业农村主管部门开展农产品质量安全风险监测和风险评估工作时，采集样品应当按照市场价格支付费用；明确建立健全随机抽查机制。

四、有的常委委员和部门、社会公众提出，土壤污染防治法针对重金属超标等问题，规定了特定农产品禁止生产区域等制度，建议做好与土壤污染防治法的衔接。宪法和法律委员会经研究，认为特定农产品禁止生产区域这一制度已实施几年，是有成效的，因此，有必要在本法中作出规定。建议将有关内容修改为：农业农村主管部门会同有关部门依照土壤污染防治等法律法规的规定提出划定特定农产品禁止生产区域的建议，并明确在特定农产品禁止生产区域的禁止性行为；具体办法由国务院农业农村主管部门商国务院生态环境、自然资源等有关部门制定。

五、有的常委会组成人员和部门、地方、社会公众提出，对农产品质量安全的监管应当从生产环节到加工、消费环节，做好与食品安全法的衔接，实现农产品从田间地头到百姓餐桌的全过程监管。宪法和法律委员会经研究，建议增加规定：一是，食品生产者采购农产品等食品原料，应当依照食品安全法的规定查验许可证和合格证明，对无法提供合格证明的，应当按照规定进行检验；二是，明确县级以上人民政府农业农村主管部门和市场监督管理部门等有关部门应当建立健全农产品质量安全全程监督管理协作机制，确保农产品从生产到消费各环节的质量安全。

六、有的常委委员和部门建议明确农产品质量安全承诺达标合格证的内容，增强可操作性。宪法和法律委员会经研究，建议采纳这一意见，明确在承诺达标合格证中承诺：不使用禁用的农药兽药及其他化合物，使用的常规农药兽药残留不超标等。同时，完善了相关法律责任。

此外，还对修订草案二次审议稿作了一些文字修改。

7 月 22 日，法制工作委员会召开会议，邀请部分全国人大代表、基层立法联系点、农民专业合作社、农产品批发市场、超市、基层执法人员和专家，就修订草案主要内容的可行性、法律出台时机、法律实施的社会效果和可能出现的问题等进行评估。普遍认为，修订草案落实“四个最严”要求，健全完善农产品质量安全管理制度，回应了社会关切，与食品安全法作了有效衔接，主要制度措施具有针对性和可操作性，建议修改完善后尽快出台。与会人员还对修订草案提出了一些完善意见，并建议抓紧制定和完善配套规定，保证法律的实施。

修订草案三次审议稿已按上述意见作了修改，宪法和法律委员会建议提请本次常委会会议审议通过。

修订草案三次审议稿和以上报告是否妥当，请审议。

全国人民代表大会宪法和法律委员会

2022 年 8 月 30 日

全国人民代表大会宪法和法律委员会关于《中华人民共和国农产品质量安全法(修订草案三次审议稿)》修改意见的报告

全国人民代表大会常务委员会:

本次常委会会议于 8 月 30 日下午对农产品质量安全法修订草案三次审议稿进行了分组审议。普遍认为，修订草案已经比较成熟，建议进一步修改后，提请本次常委会会议表决通过。同时，有些常委会组成人员和列席人员还提出了一些修改意见和建议。宪法和法律委员会于 8 月 31 日上午召开会议，逐条研究了常委会组成人员和列席人员的审议意见，对修订草案进行了审议，农业与农村委员会、农业农村部有关负责同志列席了会议，并征求了司法部、国家市场监督管理总局的意见。宪法和法律委员会认为，修订草案是可行的，同时，提出以下修改意见:

一、根据有的常委委员和专委会委员的意见，宪法和法律委员会经研究，建议在农产品质量安全风险评估专家委员会的组成中增加“化工”方面的专家。

二、有的常委委员建议根据农药兽药相关行政法规的规定，健全农药兽药经营者销售台账制度，记录购买者、销售日期、药品施用范围等内容。宪法和法律委员会经研究，建议采纳这一意见，增加一款规定。

三、有的常委委员和全国人大代表提出，应当对农产品生产经营者不得超范围、超剂量使用农业投入品作出规定。宪法和法律委员会经研究，建议采纳这一意见，增加相关内容。

四、有的常委委员建议对农产品质量安全抽查检测结果的复检时限提出要求。宪法和法律委员会经研究，建议采纳这一意见，增加一款规定：复检机构应当自收到复检样品之日起七个工作日内出具检测报告。

五、根据有的常委会组成人员的意见，宪法和法律委员会建议增加规定，鼓励消费者协会和其他单位或者个人对农产品质量监督管理工作提出意见和建议。

六、有的常委会组成人员建议增加在特定农产品禁止生产区域生产特定农产品的相关法律责任。宪法和法律委员会经研究，建议增加一款规定：违反本法规定，在特定农产品禁止生产区域种植、养殖、捕捞、采集特定农产品或者建立特定农产品生产基地的，由县级以上地方人民政府农业农村主管部门责令停止违法行为，没收农产品和违法所得，并处违法所得一倍以上三倍以下罚款。

七、根据有些常委会组成人员和全国人大代表的意见，宪法和法律委员会经研究，建议增加一款规定：食用农产品生产经营者违反本法规定，污染环境、侵害众多消费者合法权益，损害社会公共利益的，人民检察院可以依照《中华人民共和国民事诉讼法》、《中华人民共和国行政诉讼法》等法律的规定向人民法院提起诉讼。

有些常委会组成人员还对本法实施工作提出了一些好的意见建议。宪法和法律委员会建议国务院有关部门和地方人民政府加强法律宣传，及时制定、完善配套规定，严格执法，保障人民群众“舌尖上的安全”。

经与有关部门研究，建议将修订后的农产品质量安全法的施行时间确定为2023年1月1日。

此外，根据常委会组成人员的审议意见，还对修订草案三次审议稿作了一些文字修改。

修订草案修改稿已按上述意见作了修改，宪法和法律委员会建议本次常委会会议审议通过。

修订草案修改稿和以上报告是否妥当，请审议。

全国人民代表大会宪法和法律委员会

2022年9月1日